AF558591

Gua Sha für Einsteiger

Mit der asiatischen Massagetechnik Schritt für Schritt zu besserer Gesundheit, Schönheit und Wohlbefinden

Lorina Grapengeter

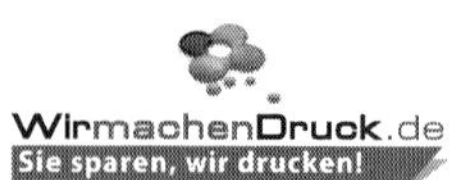

Alle Ratschläge in diesem Buch wurden vom Autor und vom Verlag sorgfältig erwogen und geprüft. Eine Garantie kann dennoch nicht übernommen werden. Eine Haftung des Autors beziehungsweise des Verlags für jegliche Personen-, Sach- und Vermögensschäden ist daher ausgeschlossen.

ISBN: 978-3-969300640

Email: info@edition-lunerion.de
www.edition-lunerion.de

Psiana eCom UG
Berumer Str. 44
26844 Jemgum

INHALT

Vorwort

Asien ist wohl für viele Menschen aus der westlichen Welt nach wie vor eine eigenartige, eigene Welt. Es gibt riesige Metropolen, deren Ausmaße wir uns schwer vorstellen können, Diktaturen, viel Reis, merkwürdiges, aber vorzügliches Essen, sehr viel technischen Fortschritt und uralte Traditionen. Nicht wenige stellen sich bei dem Ausdruck „Traditionelle Chinesische Medizin“ eine faltige, alte Chinesin vor, die mit einem Amulett aus Hühnerknochen und einer ekligen, grünen Paste in einer windschiefen Hütte mitten im Nirgendwo eine mysteriöse Krankheit heilt. Vielleicht gibt diese Szenerie tatsächlich, aber Traditionelle Chinesische Medizin ist so viel mehr als das – und Gua Sha ist ein Teil davon.

Dieser Ratgeber möchte Ihnen die Möglichkeiten offenbaren, die hinter dem Mythos TCM stehen, und Sie entführen in eine Welt gesunder Heilkunst, die nichts mit Laboratorien, Chemikalien oder zahlreichen medizinischen Tests zu tun hat. Gua Sha ist, unabhängig von dem bisher geringen Bekanntheitsgrad, eine großartige Methode, zahlreiche Gebrechen zu behandeln, ohne dabei viel Mühe und Kosten zu verursachen. Auch bedarf es keiner Einnahme von Pillen und Säften und keiner Durchführung strenger Diäten: Die meisten Anwendungen könne Sie einfach zu Hause durchführen und sich damit nicht nur Wellness, sondern auch Gesundheit gönnen.

Lassen Sie sich entführen in eine Welt, die bisher vielleicht Skepsis in Ihnen auslöste, aber dennoch Interesse weckte. Lassen Sie sich zeigen, wie Sie sich selbst helfen können.

Über diesen Ratgeber

Danke, dass Sie sich die Zeit nehmen, sich mit dem Thema Gua Sha zu befassen. Gua Sha ist eine fernöstliche Massagetechnik, bei der es darum geht, wie eine der Übersetzung sagt, die „Krankheiten auszuschaben". Mittlerweile wird diese Technik jedoch nicht mehr ausschließlich in fernen Ländern hinter verschlossenen Türen gegen Husten und Schnupfen praktiziert; diese Massagetechnik zählt mittlerweile zu den Dingen, die für jeden geeignet sind, um sich nicht nur gesund, sondern auch rundum wohl und schön zu fühlen.

Sie werden bei einem Thema abgeholt, dass Ihnen aus Ihrem Alltag geläufig ist: der westlichen Schulmedizin. Diese komplementären Wissenschaften beginnen erst seit wenigen Jahren und auch nur sehr langsam, sich einander anzunähern, um voneinander zu lernen, denn beiden wohnen große Chancen, aber auch Grenzen inne. Über eine Einführung in die Grundlagen der Traditionellen Chinesischen Medizin möchte ich Ihnen zeigen, wie wirkungsvoll und heilsam die Nutzung der Möglichkeiten aus beiden Welten sein kann.

Während ich Ihnen das Prinzip der Balance zwischen allen irdischen Dingen und Lebewesen erkläre, werden Sie Schritt für Schritt an die Funktionsweise der Massagetechnik Gua Sha herangeführt. Sie werden verstehen, warum diese Praktik so vielseitig ist, und Sie werden ihren Wert erkennen. Gern habe ich Ihnen die wichtigsten Übungen und Techniken zusammengestellt, damit Sie direkt anfangen können, die Möglichkeiten dieser einfachen Methode zu genießen. Sie werden feststellen, dass weniger Mythos in der Traditionellen Chinesischen Medizin steckt, als manche Menschen es uns glauben machen wollen.

Ich hoffe, Sie können nicht nur die ausführlichen und interessanten Informationen genießen, sondern erfreuen sich auch noch lange nach der Lektüre an den Wirkungen des Gua Sha.

Westliche Medizin/fernöstliche Heilkunde

Wer Schmerzen hat, an Übelkeit oder Hautproblemen leidet, mit Schwindelgefühlen kämpft oder seelischen Herausforderungen ins Auge blickt, der geht in unseren Breitengraden zum Arzt. Wir haben Allgemeinmediziner, die meist die erste Anlaufstelle sind, Orthopäden mit verschiedenen Fachrichtungen, Zahnärzte, Hautärzte und unzählige weitere Spezialisten. Die Mehrheit der westlichen Bevölkerung sucht die Schulmediziner in der Regel zuerst auf. Doch was machen wir, wenn das alles nicht hilft? Wenn wir eine Sucht, beispielsweise das Rauchen, nicht bekämpfen können, wenn wir eine Erkrankung haben, die bisher nicht vollständig erforscht ist oder gegen die es kein Heilmittel gibt? In diesen Fällen fällt uns meist noch der Naturheilpraktiker ein, ein Homöopath vielleicht, in letzter Zeit auch immer häufiger Ernährungsberater oder Life-Coaches, die uns von ungesunden Gewohnheiten und Stress kurieren sollen, wenn Diätpillen, Baldrian-Dragees, ein Magenband, Akne-Mittel, Anti-Aging-Produkte oder Psychopharmaka für uns nicht die Lösung sind. Wir konsumieren Grünkohl-Smoothies und Chia-Samen, meditieren, praktizieren Yoga oder Qi Gong, wenn wir einen spirituelleren Weg suchen. Einige Praktiken finden erst in den letzten Jahren den Weg in die westliche Zivilisation. Immer häufiger forschen auch „unsere" Pharmazie-Unternehmen an alternativen Medikamenten. Vermehrt finden sich homöopathische Medikamente auf den ärztlich ausgestellten Rezepten. Öfter wird die Frage beim Hausarzt gestellt, ob man es bereits mit alternativen Heilmethoden versucht hat oder ob diese überhaupt infrage kämen. Nach wie vor wird die alternative Medizin häufig abgelehnt. Sie sei Humbug, würde nur funktionieren, wenn man daran glaubt, und alles sei nur Geldschneiderei.

Doch wenn Sie ein Leiden haben, dem die Schulmedizin nicht beikommt, beispielsweise Rosaceae, die trotz aller Versuche nicht besser wird, versuchen Sie dann nicht auch, Rosenwasser als Haut-Reinigungs- und -Beruhigungsmittel? Oder wenn Sie an Candida Albicans leiden, dem weißen Darm-Hefe-Pilz, der Sie müde und träge macht, Ihr Hautbild drastisch verschlechtert und Ihr Immunsystem schwächt, indem er Ihr Verdauungssystem massiv belastet, stellen Sie Ihre Ernährung dann nicht um, wie es in den dafür geschrieben, ursprünglich homöopathischen Büchern beschrieben ist? Oder schalten Sie nachts Ihren Router aus, damit die elektrische Strahlung und das WLAN nicht Ihre Schlafqualität mindert? Diese und zahlreiche andere Beispiele sind bereits Teil der Alternativ-Medizin. Warum dann nicht auch einen Schritt weiter gehen und es mit Akupunktur gegen das lästige Rauchen versuchen oder das Ohrläppchen mittels Akupressur gegen Stress und Verspannung massieren lassen?

Die Schulmedizin stößt immer mehr an Grenzen, was das Verständnis zahlreicher Symptome und Erkrankungen anbelangt. Die sogenannten „Volkskrankheiten“ vermehren sich drastisch und kaum eine gibt ihre Ursachen der Forschung preis. Als Humbug verrufene Methoden und Mittel werden immer weiterverbreitet und gewinnen an Ansehen, um nicht nur die Grenzen der Schulmedizin zu überwinden, sondern auch die teils unerträglichen Nebenwirkungen der schulmedizinischen Medikation zu verhindern. Der Grund ist einfach: Die westliche Schulmedizin basiert auf Fakten. Die Befunde sind mit Blut-, Urin- oder Stuhluntersuchen messbar, bildgebende Verfahren wie Röntgenaufnahmen, Magnetresonanztomografie oder Computertomografie geben Belege für Knochenbrüche, Mangelernährung, Gewebeverletzungen und andere Gebrechen. Im Grunde genommen kann unsere Schulmedizin nur behandeln, was sie sieht. Erkrankungen wie Fibromyalgie, das chronische Erschöpfungssyndrom, zahlreiche psychische Defekte und viele andere bringen keine Laborwerte hervor oder sind bei verschiedenen Patienten trotz gleicher Symptomatik doch nicht immer auf die gleiche Weise nachweisbar.

Die „normale“ Medizin steht an dieser Stelle vor einem Rätsel, denn es sind nur selten Ursachen erkennbar, die Behandlungen der Symptome schlagen nicht oder nicht nennenswert an. Auch in psychologischer Betrachtung ist nach wie vor die Herausforderung gegeben, dass Depressionen, das Borderline-Syndrom, die Manische Depression und auch die Soziopathie nicht immer gleichermaßen diagnostizierbar, geschweige denn gleich behandelbar sind. Besonders für Ärzte aus älteren Semestern ist dies unumstößlich. In den medizinischen Fakultäten wurde über lange Zeit nur die Behandlung von Krankheiten gelehrt, deren Ursache und Behandlung einigermaßen bekannt und erfolgversprechend war. Noch bis ins letzte Jahrhundert hinein galten sensible Frauen als hysterisch, was das schöne Geschlecht zahlreich in die Irrenanstalten brachte. Mittlerweile ist nachgewiesen, dass Frauen aufgrund ihres anderen Hormonspiegels und ihrer gesellschaftlichen Rolle nicht grundlegend hysterisch, dafür aber meist sensibler sind als ihre männlichen Gegenstücke. Dementsprechend bleibt die Hoffnung, dass die Schulmedizin sich weiterhin so offen zeigt, wie es in den letzten Jahren vermehrt vorkommt, und dadurch ihre Grenzen ausdehnt und offen auf die anderen medizinischen Ansätze zugeht.

MEDIZIN HEUTE

Um Missverständnissen vorzubeugen: Unsere westliche Medizin ist großartig. Ich habe mich viel damit beschäftigt und auch, wenn Sie vielleicht nur negative Mitteilungen über die Medien hören, kann ich Ihnen berichten, dass nahezu täglich große Durchbrüche in der medizinischen Forschung erreicht werden. Durch die vielfältigen Kommunikationsmöglichkeiten der heutigen Zeit haben sich global zahlreiche Ärzte, Laboranten und diverse andere Einrichtungen zusammengeschlossen, um nicht nur an Medikamenten, sondern auch an Ursachen diverser Krankheiten zu forschen. Jährlich werden Fortschritte im Bereich der Krebsforschung erzielt, Autoimmunerkrankungen sind immer weniger rätselhaft und auch sehr seltene Erkrankungen werden immer besser durchleuchtet. Auch ist es „unsere Schulmedizin", die dazu beiträgt, dass Unfallopfer und schwer Erkrankte eine immens höhere Überlebenschance haben, als es noch vor 30 Jahren der Fall war, und auch die Lebensqualität ist durch unsere Mediziner gestiegen. Dennoch bleibt in den meisten Fällen eine ganzheitliche Betrachtung des Patienten aus. Nach wie vor ist es so, dass ein Patient, der sich über Lähmungserscheinungen oder Schmerzen in der Hand beschwert, auch nur einer Untersuchung der Hand, vielleicht noch des Armes, unterzogen wird. Sind die Sehnen an Ort und Stelle? Ist die Gelenkkapsel in Ordnung? Wie sieht es mit Verschleiß am Gelenk aus?

Das sind alles wichtige Fragen und diese sollten Antworten bekommen. Wenn aber alle Untersuchungen, Röntgen, Ultraschall und alle anderen, zu keinem Ergebnis führen, dann kann es passieren, dass Sie von Ihrem Arzt hören, dass es sich um etwas zu lange Bänder handle und sich das sicherlich bald von selbst erledigen würde, Sie könnten leichte Übungen mit etwas Gewicht machen, das könne den Vorgang im wahrsten Sinne des Wortes verkürzen, Ihre Schmerzen würden dann bald nachlassen. Eine ganzheitliche Betrachtung der Nerven, die vom Kopf durch den Hals und die Schulter bis in den Arm führen und auf diese Weise an zahlreichen „Fehlerquellen“ vorbeiführen, wird selten getätigt. Dadurch wird nicht überprüft, ob Ihre Nerven durch einen überlasteten Muskel an Hals oder Schulter eventuell eingeklemmt oder überreizt sind, wodurch Ihr Körper die Signale der Hand nicht mehr korrekt weitergeben kann, was als Ursache für Ihre Symptome gelten könnte.

Somit ist Fluch und Segen der westlichen Medizin die Spezialisierung unserer Ärzte. Jeder ist Fachmann auf seinem eigenen Gebiet, was gut so ist, wenn Sie denn ein Gebrechen in nur diesem einen Gebiet haben. Selten jedoch treffen Sie auf einen Spezialisten, der über den Tellerrand seines Gebietes hinausblickt, sodass Sie einen Ärztemarathon hinter sich bringen müssen, um, wenn überhaupt, eine Diagnose und eine Behandlung zu erlangen, wenn Sie an einer „fächerübergreifenden“ Herausforderung leiden. Hinzu kommt, dass zwar jeder Patient mit Symptomen zum Arzt gehen und sich untersuchen lassen kann, jedoch nicht jeder symptomfreie Mensch auch gesund ist. Es gibt unzählige Erkrankungen, die viel zu spät entdeckt werden, unter anderem, weil Symptome, die der Patient bemängelt, nicht in das Krankheitsbild des Leidens passen. Die westlichen

Krankheits-Schemata entsprechen bestimmten Messungen und Vorgaben, wer dort nicht hineinpasst, erhält entweder eine Fehldiagnose und dementsprechend eine falsche Behandlung oder der Arzt schiebt es auf die Psychosomatik. Viel zu oft erleben Menschen einen herben Rückschlag, wenn Sie mit Schmerzen oder anderen Beschwerden zum Arzt gehen und die Laborwerte und bildgebenden Verfahren nicht in eines der medizinischen Bilder des Arztes passen: Die Diagnose zögert sich hinaus, bis neue Symptome auftreten, der Patient gibt auf oder wird als Hypochonder oder Simulant abgestempelt. Sicherlich: Wenn der Arzt eine richtige Diagnose stellen kann, ist es in den meisten Fällen ein Leichtes, das Gebrechen des Patienten zu heilen oder die Beschwerden zu lindern. Aber nach wie vor gehen viele Patienten ohne oder mit falscher Diagnose und einer herben Enttäuschung heim.

FERNÖSTLICHE AUFFASSUNG UND GESUNDHEITLICHES WOHLBEFINDEN

Entgegengesetzt der westlichen Medizin steht die fernöstliche Medizin, die auch als Traditionelle Chinesische Medizin, kurz TCM, bekannt ist. Während in unseren Breitengraden diverse chaotische Verhältnisse herrschten, viele kleine Völker für sich und im Streit mit anderen lebten, fand im asiatischen Raum die Geburtsstunde der fernöstlichen Heilkunde statt. Wie Sie im folgenden Kapitel detailliert erfahren werden, beziehen sich die fernöstliche Behandlung und die Diagnostik nicht auf einen oder mehrere messbare Laborwerte. Es wird der Mensch im Ganzen betrachtet. Es geht um den Fluss von Energien, auch in Form von Körpersäften, um Gleichgewichtszustände innerhalb und außerhalb des Körpers. Die lange Geschichte der TCM zeigt eine beeindruckende Erfolgsbilanz, was die

Heilung der Patienten anbelangt, denn nicht grundlos ist diese Form der Heilkunst mehrere tausend Jahre alt – sie entstand bereits lange vor Rom. Die Erfahrung der asiatischen Mediziner, die Weitergabe fundierten Wissens und die Nutzung natürlicher Mittel strafen jeden Lügenenden, der die TCM als Scharlatanerie abtun will. Gewiss ist auch diese Form der Medizin nicht vor Unklarheiten und Unwahrheiten gestraft, allerdings ist durch die lange Nutzung der Anteil der Fehler mittlerweile verschwindend gering.

Die Ganzheitlichkeit der Behandlung besteht aus zahlreichen Faktoren. So wird in erster Instanz eine Einstufung des Patienten vorgenommen, anhand derer anschließend eine Behandlungsstruktur erstellt wird, die dem Patienten helfen soll, alle Energien aus dem Stocken wieder in den Fluss zu bringen. Die Therapie kann dabei aus Folgendem bestehen:

- ***Gua Sha*** kann beinahe immer als erstes Mittel genutzt und auch präventiv verwendet werden. Kontraindikationen erläutere ich Ihnen später.
- ***Akupunktur*** wird dann verwendet, wenn die Diagnose dies unterstützt. Aufgrund des fehlenden Verständnisses der westlichen Medizinschulen gibt es mittlerweile eine große Kluft zwischen westlicher und fernöstlicher Akupunktur. Der westliche Ansatz bezieht lediglich die Akupunkturpunkte mit ein, die verhältnismäßig leicht verständlich sind. Allerdings gibt es für jeden Teil des Körpers mehrere Akupunkturpunkte, die je nach Einstufung des Patienten genutzt werden, um das gewünschte Ergebnis zu erzielen. Die Punkte liegen an verschiedenen Meridianen, die ich Ihnen gern noch erläutere. Je nachdem, welcher der Meridian blockiert ist, werden die Punkte entsprechend stimuliert. Nutzt man den falschen Akupunkturpunkt, erzielt man im besten Fall keine Reaktion des Körpers, im schlimmsten Fall kann eine Kontraindikation auftreten.

➢ Für ***Akupressur*** gelten nahezu gleiche Bedingungen, allerdings erzielen wir in der westlichen Medizin mit der Abwandlung „Reflexzonenmassage" gute Erfolge. Der Unterschied liegt hier in der Massagetechnik. Auch ist diese Technik entscheidend, wenn es darum geht, bestimmte Energieflüsse anzukurbeln oder zu besänftigen, denn das ist der zentrale Punkt der TCM: Die Energien müssen von einer Überfunktion herunter- und von einer Unterfunktion heraufreguliert werden.

➢ Das ***Schröpfen***, in unseren Breitengraden auch als „Cupping" bekannt, ist eine ebenfalls sehr alte Tradition, die in den Köpfen vieler Menschen noch mit Entgiften zusammenhängt. Hierbei handelt es sich um eine Praktik, welche nur auf muskulären, großen Körperarealen genutzt werden kann. Wird Sie im Anschluss an Gua Sha beispielsweise am Rücken angewandt, kann dies die Wirkung der Entgiftung und der Energie-Fluss-Aktivierung noch verstärken.

➢ Die ***Moxibustion***, auch „Moxen", wird hauptsächlich bei mangelnder Abwehrreaktion des Körpers genutzt. Hierbei werden Körperstellen systematisch erwärmt, um das Immunsystem anzuregen. Hierbei kommen dann weitere, energetische Konzepte zum Tragen, beispielsweise mangelnder Blutfluss (Unterfunktion des Xue), Kälteeinfluss (Überfunktion des Yin) und so weiter.

➢ Die Massagetechnik ***Tuina Anmo*** nutzt entgegen der zuvor genannten punktuellen Praktiken den gesamten Meridian. Hier wird entlang eines Energiepfades der Körper auf bestimmte Weise massiert, um den Meridian von Stauungen zu befreien, sodass der Energiefluss wieder ungehindert seine Arbeit tun kann.

➢ ***Elektroakupunktur*** ist verständlicherweise eine etwas neuere Methode, die auch in den westlichen Breitengraden bereits größere Kreise zieht. Hierbei wird mithilfe von kleinen Elektroden die Muskulatur gelockert. In Fernost werden auch hier wieder bestimmte Körperbereiche stimuliert, um Energieflüsse des ganzen Körpers anzuregen und nicht nur einen oder zwei Muskeln zu lockern.

➢ Zusätzlich zu diesen äußeren Praktiken gehören noch weitere, weniger haptische Methoden zu der traditionellen Chinesischen Medizin – darunter nicht nur ***Fußbäder***, sondern auch eine bestimmte Art der ***Ernährung*** und die Einnahme von ***Heilpilzen und -kräutern***.

Traditionelle Chinesische Medizin

Bevor ich Ihnen die Inhalte der Traditionellen Chinesischen Medizin vorstelle, möchte ich Ihnen einen Abriss über die wichtigsten historischen Entwicklungen geben. Ich binde Ihnen einige Eckdaten aus unserer Geschichte ein, damit Sie verstehen, wie fortschrittlich die Heilmethoden über Jahrhunderte waren und wie erprobt diese noch heute sind. Sicherlich finden sich auch in der westlichen Welt großartige Entdeckungen, beispielsweise die architektonischen Meisterwerke der römischen Hochkultur oder die griechische Philosophie. In Bezug auf medizinische Erkenntnisse stand die westliche Hemisphäre der östlichen jedoch sehr lange Zeit in vielem nach. Eines der uns erhaltenen, ältesten Werke über angewandte Medizin stammt aus dem Jahr 77 nach Christus, worin noch zahlreiche Zaubertränke und ähnliche, aus heutiger Sicht unwissenschaftliche Rezepte standen. Erste Funde medizinischer Praktiken finden sich weit vor unserer Zeitrechnung, sind allerdings fernab von den späteren Erkenntnissen. Ursprünglich machte man für Erkrankungen entweder negativ gesinnte Ahnen, Naturgeister (auch Dämonen), eigenes Fehlverhalten oder Rachsucht und Flüche anderer verantwortlich. Unabhängig davon, dass dies heutzutage großflächig als absoluter Nonsens abgetan wird, ist hier bereits ein Ansatz psychosomatischer Gebrechen zu erkennen. Die meisten Quellen aus dieser Zeit sind beschriftete Knochen und Tierüberreste, auf deren Erkenntnissen sich die späteren Praktiken und Präparate aufbauen. Später, etwa ab dem 8. Jahrhundert vor Christus, entfernte man sich weiter von den Theorien über Ahnen, Dämonen und Geister und bezog natürliche Phänomene, darunter auch das Wetter, die Temperatur und die Gestirne, mit in die Diagnostik mit ein. So wurde sich auf die Natur berufen und es begann eine Art Kräuterkunde in Kombination mit Astrologie und Meteorologie. Hieraus entstand nicht nur die Lehre des Gleichgewichts zwischen Yin und Yang, sondern auch die Lehre der Elemente, die im folgenden Abschnitt beide genauer erläutert werden.

Es entstand eine Lehre der Harmonien, innerhalb und außerhalb des Körpers. Man begann, die Theorien dahingehend zu untersuchen, dass eine Krankheit stets auf ein Ungleichgewicht der Faktoren zurückzuführen ist. Das Hauptwerk der TCM lässt sich in seinen Ursprüngen in etwa auf das 3./4. Jahrhundert vor Christus datieren. In den späteren Jahrhunderten soll dieses Werk Grundlage der asiatischen Heilkunst sein und zahlreiche Neuauflagen und Ergänzungen erhalten.

Die Energieflüsse im menschlichen Körper werden in der Zwischenzeit weiter erforscht. Während in unserem Raum das Neue Testament entsteht (circa 1. Jahrhundert nach Christus), erkennt Zhang Zhongjing die Zusammenhänge von Kälteinduktion und dadurch verursachten, zyklischen Erkrankungen, also Erkältungen, grippalen Infekten und Ähnlichem. Er begründet mit seinem Buch über Kälte-induzierte Erkrankungen, dem Shang Han Lun, die Kampo-Medizin, die bis heute in Japan praktiziert wird. Er beschreibt ausführlich den Fluss des Xue, der körperlichen Energie, die für Wärme und Kälte zuständig ist.

Zur gleichen Zeit in Zentralasien entstehen die ersten Ansätze der Hydrotherapie und der hierzulande als Kneipp-Kuren bekannten Aufgüsse: Hua Tao begründet das Qigong der 5 Tiere. Damit ist die Gymnastik geboren. Die Übungen dieser Bewegungstechnik zielen auf die Eigenschaften der Tiere Bär, Kranich, Tiger, Hirsch und Affe ab. Man zeigt mit allen Körperteilen, dem Gesichtsausdruck und den Bewegungen die verschiedenen Charaktereigenschaften der Tiere an, wodurch der gesamte Körper genutzt wird. Innerhalb der fünf Übungen wird in Präzision eine Abfolge von Bewegungen durchgeführt, die nicht nur volle Konzentration verlangt, sondern auch den Körper in Gänze fordert.

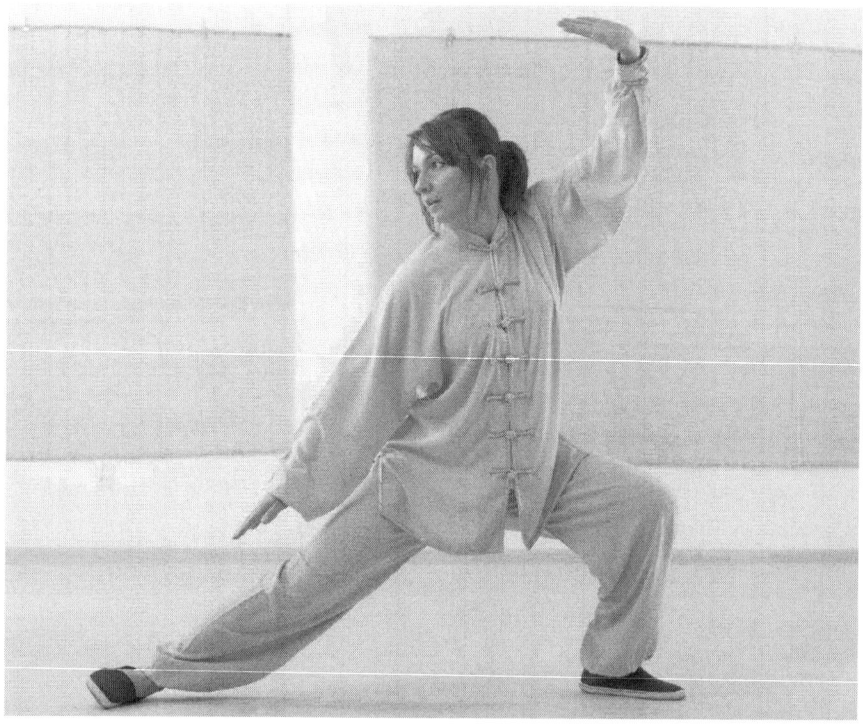

Mithilfe pflanzlicher Anästhetika, unter anderem auch Hanf, führte Hua Tao Operationen an Darm und Milz durch. Die Patienten erholen sich binnen etwa 5 Wochen. Im Heiligen Römischen Reich ist Marc Aurel noch lange nicht Kaiser.

Während innerhalb des römischen Einzugsgebietes Christen nach wie vor verfolgt werden, schreibt Huangfu Mi sein Zhenjin Jiayijing. In diesem Werk erwähnt er 354 der nach heutigem Stand 372 Akupunkturpunkte.

Das Zhubing Yuanhoulun wird 610 nach Christus mit Unterstützung der staatlichen Ärzte-Kommission Chinas veröffentlicht. Der Autor Chao Yuanfang erläutert darin Erkenntnisse zu 1720 Krankheitsbildern, die nun mittels Differenzialdiagnose erkannt und behandelt werden können. Kurze Zeit später beginnt Mohammed mit seinen Predigten in Mekka.

Ebenfalls im 7. Jahrhundert entsteht das Qianjin Yaofang. Es enthält die ethischen Grundsätze und Grundlagen über diverse unterschiedliche Fachbereiche, darunter auch Frauenheilkunde. Der Autor Sun Simo verstirbt 682 im Alter von 100 Jahren. Zur gleichen Zeit wird ein „oberstes Medizinalbüro“ in der Hauptstadt Chinas gegründet. 762, als Eisenach in der Eifel erstmals urkundlich erwähnt wird, wird das wichtigste Werk der TCM, das Huang Di Nei Jing Su Wen, inhaltlich auf das Doppelte ergänzt. Auch die Wandlungsphasen finden hier einen Platz.

Seit 1078 gibt es nicht nur ein Medizinamt in China, sondern auch eine Schule mit einem Verlag, in unseren Breitengraden war es gerade ein Jahr her, dass Heinrich IV. seinen Gang nach Canossa beendet hatte und wieder Teil der Kirchengemeinschaft sein durfte. Kurze Zeit später beginnt der Niedergang der Chinesischen Medizin. Dies wird unter anderem der Spezialisierung der medizinischen Ausbildung in vier Fachbereiche zugeschrieben, aber auch der Tatsache, dass nahezu jeder Beamte ein

Buch verfassen und veröffentlichen konnte, ohne dass dessen Inhalt kontrolliert wurde. Zwischen dem 16. und 19. Jahrhundert folgt wieder eine Hochphase der medizinischen Ausbildung und Praxis in Asien. Das Bencao Gangmu entsteht, das nach seiner zweiten Auflage im späten 18. Jahrhundert über 2500 pharmazeutische Stoffe in circa 10000 Rezepten enthält. Die bis heute andauernde Stagnation der Traditionellen Chinesischen Medizin ist nicht nur der seither wachsenden Globalisierung und den damit verbundenen ausländischen Einflüssen zu verdanken, sondern auch dem Aufstieg der westlichen Schulmedizin mit Desinfektionsmitteln, Seuchenkontrolle, Antibiotika und vielem mehr. Während dieser Zeit wurden zahlreiche Vertreter der Chinesischen Medizin aus politischen oder religiösen Gründen „vom Markt genommen", darunter zahlreiche Einweisungen ins Arbeitslager, aber auch mysteriöse Arten des Verschwindens sind zu verzeichnen. Dies erklärt auch, warum zu dieser Zeit die Schriftstücke keine weitere Zunahme zu verzeichnen hatten: Die Spezialisten wurden zum Schweigen gebracht. Durch Globalisierung, wirtschaftliche und politische Umbrüche wurde der Fokus von der Chinesischen Medizin entfernt und zu Beginn des 20. Jahrhunderts war deren Niedergang bereits so weit fortgeschritten, dass sie kurzzeitig verboten wurde.

Der Begriff „Traditionelle Chinesische Medizin" wurde geprägt, nachdem die Weltgesundheitsorganisation in der Mitte des 20. Jahrhunderts die Nutzung der regionalen Heilkünste unterstützen musste, um eine medizinische Versorgung der Weltbevölkerung zu gewährleisten. Die zwei Weltkriege hatten ihren Tribut gefordert und Lebensmittel und Medizin konnten nicht ausreichend zur Verfügung gestellt werden. Damit waren die Diskussionen unter Mao über die Abschaffung der Chinesischen Medizin vom Beginn des Jahrhunderts vom Tisch und sowohl altes als auch neues Wissen wurde miteinander kombiniert. Dennoch werden seit einigen Jahren die Praktiken der TCM immer weiter in unsere medizinischen

Möglichkeiten eingebunden. Bisher ist besonders die Akupunktur eine vielfach genutzte Praktik im alternativmedizinischen Bereich. Längst sind Methoden wie Tai-Chi oder das erwähnte Qigong in unseren Alltag eingezogen und immer mehr Menschen praktizieren asiatische Sportarten und Entspannungstechniken. Dementsprechend kann man an dieser Stelle sicherlich von einem erneuten Aufschwung der fernöstlichen Heilkunst sprechen.

DIAGNOSTIK IN DER TRADITIONELLEN CHINESISCHEN MEDIZIN

Die Herausforderung bei der Erklärung des medizinischen Ansatzes der asiatischen Heilkunst besteht darin, dass in unserem westlichen Denken eine bestimmte Struktur vorherrscht, die uns derart einschränkt, dass die westliche Adaption der TCM, so beispielsweise die Akupunktur, größtenteils wirkungslos war. Unsere Denkstruktur ist naturwissenschaftlich aufgebaut. Ähnlich wie bei unserer Medizin muss sich alles beweisen lassen, Laborwerte oder Bilder sind notwendig. In der TCM wird, ähnlich wie in der Homöopathie, der Mensch als Gesamtheit betrachtet, um so ein Muster zu erkennen. Es wird nicht die schmerzende Hand oder der kaputte Zahn als Individuum behandelt, sondern man geht davon aus, dass das Leiden aus einem Ungleichgewicht heraus entstanden ist. Im Grunde genommen ist die Traditionelle Chinesische Medizin nicht unwissenschaftlich, auch wenn dies gelegentlich so dargestellt wird, sie ist anders wissenschaftlich als unsere westliche Medizin. Es werden nicht einzelne Proben von Körpersekreten untersucht, Bilder unterschiedlicher Art von Körperteilen gemacht oder was unsere Ärzte sonst noch so vornehmen. Es wird der Mensch als Ganzes betrachtet, seine Gewohnheiten, sein emotionaler Zustand, seine Vorgeschichte und alles, was zu ihm gehört. So kann er schematisch in ein bekanntes Muster eingeordnet werden, um seine Gebrechen effektiv zu behandeln. Einer der grundlegenden Unterschiede zwischen westlicher und fernöstlicher Medizin ist es also, dass in der westlichen Medizin hauptsächlich punktuelle Messungen vorgenommen werden, wohingegen in der fernöstlichen Medizin eher geschaut wird, wie die Werte zueinanderstehen, um einen ganzheitlichen Eindruck zu bekommen.

Im Vordergrund steht in der TCM der Patient, den es zu heilen gilt, nicht die Krankheit, die es zu behandeln gilt. Bei einer Untersuchung werden alle Parameter betrachtet, nicht nur das augenscheinliche oder dem Patienten wichtigste Symptom. Es wird tatsächlich geprüft, wie es dem Patienten in allen Belangen geht, denn möglicherweise hängt der Schnupfen mit einer stockenden Durchblutung der Füße zusammen, die deshalb immer kalt sind (ein sehr banales Beispiel). Bei einer derartigen Diagnose würde dann die Durchblutungsstörung vorrangig behandelt werden, denn der Schnupfen würde sicherlich immer wiederkehren, solange der Patient stets kalte Füße hat. Der Patient wird auf verschiedene Aspekte hin befragt und untersucht, um diesem einen Status zuordnen zu können. Sie gehen also nicht zu einem Mediziner der TCM, ohne mit einer Diagnose wieder heimzukehren, denn Sie werden untersucht und einem Muster zugeordnet. Dieses Muster wird aus vier Faktoren gewoben:

1. Organische Befunde (Knochen, Sehnen, Muskeln, Haut, Bindegewebe, Organe, Hydration, Funktionsgewebe aller Art, Zellen an sich) werden geprüft. In der TCM-Schule werden diese mit Yin und Yang bezeichnet. Leider ist die genaue Beschreibung um einiges komplexer, denn eine Störung des Yang umfasst die drei nachfolgenden Faktoren. Ist das Yang nicht im Fluss, liegt dies an äußeren Faktoren, nicht am Funktionsgewebe selbst. Die Überfunktion des Yin hingegen stammt von inneren Einflüssen, auch innerhalb der Zellen. Im Grunde genommen beschreibt die Überfunktion des Yang die Leitstrukturen Fülle, Außeneinwirkung und Hitze. Yin im Überfluss weist hingegen auf Leere, innere Herausforderungen und Kälte hin. Mehr Informationen zum Thema Yin und Yang habe ich Ihnen in einem späteren Kapitel genauer aufgelistet.

2. Neurovegetative Befunde (das sympathische und parasympathische Nervensystem) werden nach Fülle oder Leere geprüft. Die beiden Leitkriterien „depletio" (Leere) und „repletio" (Fülle) beschreiben somit den Fluss des Qi (ausgesprochen: tschi), einer der grundlegenden Energien im menschlichen Körper. Fließt das Qi zu viel oder zu wenig, kommt es zu einem gesteigerten Stressgefühl, zu Muskelbeschwerden, Stimmungsschwankungen oder Stimmungstiefs, zu Konzentrationsschwäche, Reizbarkeit, Herzrhythmusstörungen, Atembeschwerden und/oder zu Erschöpfung.

3. Das Leitkriterium von Hitze und Kälte schematisiert die Zirkulation des Blutes und prüft auf diese Weise die Wärmeregulation Ihres Körpers. Aber auch andere Körperflüssigkeiten werden untersucht, um entweder einen übermäßigen Fluss des Xue (ausgesprochen: ßjö), also „calor" (Hitze), oder einen verminderten Xue-Fluss, also „algor" (Kälte), festzustellen. Besonders das Blut, wofür Xue in der einfachsten Übersetzung genutzt werden kann, ist als Transportmittel innerhalb des Körpers tätig. Es transportiert

nicht nur Wärme, sondern auch Plasma zur Wundheilung, essenzielle Nährstoffe für die Organe, schädliche Stoffe zu Leber und Niere, den Sauerstoff in alle Körperteile und so weiter. Damit sind diejenigen Erkrankungen in diese Kategorie einzuordnen, die mit Entzündungsprozessen, Durchblutungsstörungen, Wundheilungsbeschwerden und anderen Heilungsprozessen verbunden sind. Wenn Sie also unter wiederkehrender Magenschleimhaut- oder Blasenentzündung, nicht enden wollenden Erkältungen oder Ähnlichem leiden, ist davon auszugehen, dass Ihr Xue einer Regulation unterzogen werden sollte.

4. Auch das Innere und Äußere werden auf Ungleichgewicht geprüft. Im westlichen Jargon wäre dieses Leitkriterium der neuroimmunologische Faktor. Dieser unterscheidet sich insofern vom zuvor genannten Faktor, als dass es hier um das Zusammenspiel des Körperäußeren („extima“) und des Körperinneren („intima“) geht, wobei besonders virale Einwirkungen und deren Folgen eine wichtige Rolle spielen. Aber auch Autoimmunerkrankungen, die teils als Folge viraler Infektionen gelten, rheumatische Erkrankungen, ähnliche Herausforderungen mit chronischem Verlauf und die virale Infektion an sich werden unter diesen Leitkriterien begutachtet. Dabei wird die Abwehr des Körpers untersucht, die, wenn diese noch oberflächlich stattfindet, unter „extima“ eingestuft wird. Ist die Erkrankung bereits in einem späteren Stadium und das Immunsystem arbeitet tiefergehend, spricht die fernöstliche Heilkunst von „intima“ – die Krankheit ist somit gänzlich in den Körper eingedrungen.

Je nachdem, wie sich die Untersuchung in Ihrem Fall auswirkt, können Sie in eines der acht Leitkriterien eingeordnet werden, denn jeder genannte Faktor kann entweder einer Unter- oder einer Überfunktion unterliegen. Jedes Symptom, welches ein Patient bemängelt, kann also für sich genommen einem der Faktoren zugeordnet werden. Inwiefern jedoch das Gleichgewicht genau gestört ist, lässt sich nur dann herausfinden, wenn eine ganzheitliche Betrachtung des Patienten stattfindet. Schließlich ist auch aus unserer Schulmedizin bekannt, dass ein Symptom allein noch keine Krankheit definiert. Magenschmerzen können beispielsweise zahlreiche Ursachen haben, ebenso Kopfschmerzen oder allgemeines Unwohlsein. So wird bei der TCM auch stets in die Diagnose einfließen, wie Sie sich fühlen. Unser Körper hat ein immenses Gedächtnis, was Beschwerden aller Art anbelangt, und ebenso gibt es auch das bei uns als Bauchgefühl bekannte Empfinden, das uns sagt, ob wir nun schlimmer krank werden oder es sich nur um eine kurzzeitige Verstimmung handelt.

Die Diagnostik erfolgt also nach den genannten Kriterien. Dazu werden Sie ausführlich befragt und begutachtet. Ihr Hautbild, die Farbe, die Poren, Ihre Schweißproduktion, die Farbe von Zunge und Mundinnenraum spielen dabei ebenso eine Rolle wie das Abtasten Ihrer Körperteile sowie die Messung von Blutdruck und Puls.

Sie haben an dieser Stelle einen ersten, sehr vereinfachten Eindruck darüber erhalten, was in der Traditionellen Chinesischen Medizin begutachtet wird, wenn Sie sich von einem gelernten Mediziner untersuchen lassen. Im Folgenden möchte ich Ihnen die Zusammenhänge genauer erläutern, um Missverständnissen vorzubeugen und Ihnen einen Einblick zu geben, wie TCM funktioniert. Weiterhin sollen Sie die Grundlagen kennen, um später zu wissen, wie Sie Gua Sha zu Hause anwenden können und wogegen es hilft.

DAS GLEICHGEWICHT

Wie Sie vielleicht wissen, handelt die Gesamtheit der asiatischen Lebenseinstellung stets von Einklang mit sich und seinem Umfeld. Das besondere Beispiel sind hierbei sicherlich die für absolute innere Ruhe bekannten, buddhistischen Mönche, deren Ruhe nahezu ansteckend ist. Wie Sie weiter oben gelernt haben, hat die Chinesische Medizin ihren Ursprung in einem religiösen Milieu und auch Ahnenkult spielte dabei eine wesentliche Rolle. Da ist es nicht weiter verwunderlich, dass das Gesamtkonstrukt der fernöstlichen Heilkunst auf einer Art Harmonielehre aufbaut, bei der alles im Gleichgewicht zueinandersteht. Wie dies in etwa aussehen kann und welche Ungleichgewichte laut Traditioneller Chinesischer Medizin im Körper vorherrschen können, haben Sie gelesen. Nun wollen wir im Detail betrachten, welche Energien und Zustände im Körper vorhanden sind, die es gilt, in Balance zu halten, um gesund und schön zu bleiben. Die äußeren Einflüsse und das Verhalten der Menschen nach außen spielen ebenfalls eine wichtige Rolle bei der fernöstlichen Definition von Gleichgewicht. So galt lange vor Christus, dass jemand, der erkrankt war, diesen Umstand mit Sicherheit entweder der Missgunst oder dem Zorn eines anderen oder dem eigenen Fehlverhalten gegenüber einem anderen zu verdanken hatte. Damit wäre auch der psychosomatische Aspekt einer Erkrankung nach wie vor gegeben, denn auch negative Gefühle, beispielsweise Wut, Rachegelüste oder ein schlechtes Gewissen, und Reibereien mit anderen können uns schwer erkranken lassen.

Das Qi

Das Qi, als „Energie" zu übersetzen, wäre eindeutig nicht ausreichend, um zu erklären, was dieser Begriff bedeutet. Es ist nicht nur ein medizinischer Ausdruck, sondern steht für eine nicht greifbare Kraft, die durch und um alles fließt und damit den Kosmos, die Natur, den Körper und alles, was damit zusammenhängt, am Leben und Laufen erhält. Für unser westliches Verständnis gibt es keinen Begriff, der diese zwei Buchstaben auch nur annähernd übersetzen könnte. Das Qi ist die Lebenskraft, der Lebenswille, Atem, Wärme, das Leben selbst und kosmische Energie zur gleichen Zeit. Dies mag für Sie vielleicht befremdlich klingen, für die Traditionelle Chinesische Medizin ist das Qi jedoch der Mittelpunkt alles Gesunden und Kranken. Stockt das Qi an irgendeiner Stelle, führt dies zu Krankheit. Die Energie wieder zum Fließen zu bringen, bedeutet in Fernost, zu heilen.

Für den menschlichen Körper bedeutet das Qi Funktionalität. Es sorgt für gesunde Körperfunktionen, schmerzfreie Bewegungsabläufe, Gehirntätigkeit, Produktion aller notwendigen und Abbau aller schädlichen Stoffe. Es gibt drei Arten, die eine Störung des Qi beschreiben: Mangel (oder die bereits bekannte Leere), Stockung/Stau und falscher Fluss. Bei Letzterem fließt das Qi in die falsche Richtung. Dies kann zu Magenbeschwerden wie Übelkeit und Erbrechen, aber auch zu Erkrankungen der Atemwege führen. Mangelt es uns an Qi, so ist jede Anstrengung eine Verschlimmerung unserer Symptome. Müdigkeit, Abgeschlagenheit und Lustlosigkeit sind ein Teil der zur Leere gehörigen Gebrechen. Der Atem wird schwerer und stoßartig, man schwitzt sehr schnell und fühlt sich im Allgemeinen eher geschwächt. Zur Lokalisation der Stockung des Qi-Flusses dienen weitere Symptome, da jedes innere Organ und jeder Funktionskreis sein eigenes Qi hat. Stagniert das Qi im menschlichen Immunsystem, kommt es vermehrt zu Infektionen und Entzündungen, befindet sich der

Stau in der Milz, wird die Hydration der Ausscheidungen negativ beeinflusst und es kommt zu Durchfall und so weiter. Für jeden der drei Störungsmechanismen gibt es eigene, spezielle Behandlungen. So kann mithilfe von Akupunktur, Tuina Anmo oder auch Gua Sha eine Blockade des Qi behoben werden. Meist wird hierbei jedoch Akupunktur angewandt, da diese auch tief liegende Blockaden erreicht. Die beiden genannten Massagetechniken erreichen lediglich die oberflächlichen Haut-, Bindegewebe- und Muskelschichten, sodass diese bei innerer Stockung des Qi nicht hilfreich sind. Mangelndes Qi hingegen kann mittels Atemtechniken und Nahrung aufgenommen werden, da Qi überall in der Umgebung fließt. Jedes Nahrungsmittel und jeder Ort hat sein eigenes Qi, das fließt und damit dem jeweiligen Gebiet (ein Strand, eine Wiese, ein Gebirge) seine ureigenen Eigenschaften verleiht, bei Nahrung erzeugt das jeweilige Qi auch den Geschmack und das Aussehen, ebenso wie es auch in der menschlichen Natur nicht nur für Funktionalität des Körpers, sondern auch für Physiognomie, optische und psychische Eigenschaften und für das Verhalten einer Person zuständig ist. Fließt das Qi in die entgegengesetzte Richtung, so werden verschiedene Anwendungen notwendig, um den Fluss zu korrigieren.

Da Qi fließt jedoch nicht willkürlich im Körper herum, sondern es folgt den Leitbahnen, den 14 Meridianen, auf die ich ob ihrer Komplexität gern gesondert zu einem späteren Zeitpunkt eingehe. Weiterhin wird zwischen drei Hauptarten des Qi unterschieden: menschliches, irdisches und kosmisches Qi. Das menschliche Qi ist das, was uns hier hauptsächlich beschäftigt. Es ist die „Lebensenergie", die wir genetisch von unseren Eltern geerbt und daher mit in unseren Lebenszyklus gebracht haben. Dabei geht die fernöstliche Heilkunst davon aus, dass wir zu Beginn unseres Lebens ausreichend Qi für bis zu 120 Lebensjahre erhalten haben. Wie lange unser Qi dann tatsächlich ausreicht, hängt davon ab, wie wir dieses Potenzial nutzen, fördern und schützen. Verlieren wir menschliches Qi, aus eigenem oder Fremdverschulden, beispielsweise durch Gewalteinwirkung, einen Unfall oder eine schlechte, energiezehrende Lebensweise, können wir irdisches und kosmisches Qi nutzen, um unsere Reserven aufzufüllen. Dabei erhalten wir kosmisches Qi durch Wetter, Klima und Atemluft und irdisches Qi durch die Nahrung, welche wir von der Erde geschenkt bekommen.

Das Xue

Das Xue, eingangs sehr lapidar mit „Blut" übersetzt, folgt dem Qi stetig, erfährt also ebenfalls eine Funktionsstörung, wenn das Qi ein Problem bekommt. Die beiden „Energien" voneinander zu trennen ist, zumindest für den menschlichen Körper, nicht möglich. Es ist, als würde das Qi gleichzeitig das Xue ziehen und von diesem geschoben werden. Beide sind untrennbar miteinander verknüpft. Das Xue kann, bezieht man es eher auf die westliche Medizin, im Vergleich zu dem eher nicht greifbaren Qi als flüssiger, funktioneller Teil des Körpers gesehen werden. Die Faktoren der Calor und Algor (Hitze und Kälte) hängen von dem Fluss des Xue ab, aber auch vom Transport des im Körper gebundenen Wassers und von allem, was sonst in die einzelnen Körperteile gebracht werden muss. Das Xue nimmt die schädlichen Fremdkörper, Viren, Bakterien und verstorbene Zellen, mit sich, um diese aus dem Körper zu geleiten, bringt aber auch gewebeheilende Proteine und die Abwehrzellen gegen Entzündungen mit sich. Kommt es also zu einer Übersättigung des Flusses, können Entzündungen und Wunden nicht abklingen. Aber auch Autoimmunerkrankungen wie Rheuma, Morbus Crohn und Ähnliche erleben einen Schub oder klingen nicht wieder ab. Merkbar ist dies auch an der Hitze, die von entzündlichen Gelenken und Co. ausgeht, dort staut sich das Blut, weil vermehrt Plasma und weiße Blutkörperchen gebracht werden müssen, um die Entzündung zu bekämpfen und die toten Zellen abzutragen. Die TCM spricht dann von Calor. Eher selten ist die Kälte vorzufinden, obwohl wir gewiss alle schon einmal kalte Füße hatten. Zu einem mangelnden Xue-Fluss gehören Schwindelgefühle, eine übermäßige Blasenfunktion und chronische, nicht entzündliche Erkrankungen, wie beispielsweise Fibromyalgie.

Sowohl Hitze als auch Kälte lassen sich gut an der Zungenfärbung erkennen. Ist diese fahl und wirkt schlecht durchblutet, hat der Patient eine Herausforderung mit mangelndem Xue, andersherum, bei stark geröteter Zunge, leidet er an einem Xue-Überfluss.

Yin und Yang

Yin und Yang hat wohl jeder schon einmal gehört. Es ist dieses perfekt ausbalancierte Zeichen, kreisförmig, schwarz und weiß; sein Name lautet Taijitu. Allerdings handelt es sich hierbei um ein verhältnismäßig neues Symbol, vermutlich aus dem 11. Jahrhundert, die Bedeutung dahinter ist jedoch um einiges älter. Ist man unausgeglichen, so sind auch Yin und Yang im Ungleichgewicht. Hierbei handelt es sich um Begriffe, die alles auf der Welt in Kategorien unterteilen. Yang steht für das Männliche, das Licht, die Sonne, den Tag, die Wärme, den Sommer, für oben, für das Geben, für rote, orangefarbene und gelbe Farbtöne, für Bewegung, Funktion und Energie. Yin steht im Gegensatz dazu für die Weiblichkeit, die Kälte, die Dunkelheit, die Nacht, die Ruhe, für den Winter, für kalte, graue, blaue und grüne Farbtöne, für Nährstoffe, Empfängnis, Hemmung und für unten. Dementsprechend kann das eine nicht ohne das andere existieren und überwiegt einer der Aspekte, geraten beide in ein Ungleichgewicht, das es stets auszugleichen gilt.

Für die Traditionelle Chinesische Medizin sind diese beiden daher von Bedeutung, weil nicht nur alle anderen Faktoren in diese beiden mit einfließen, sondern auch, weil die Organe jeweils einem der beiden zuzuordnen sind. Dabei lässt sich grob der obere Körper Yang und der untere Körper Yin zuordnen. Auch Vorder- und Rückseite lassen sich in Yin (vorn) und Yang (hinten) kategorisieren. Die Organe Leber, Milz, Nieren, Herz und Lunge sind Yin zugewiesen, die Blase, Dick- und Dünndarm, Magen und die Galle gehören zu Yang. Dennoch herrscht in allen Organen auch stets ein gewisses Gleichgewicht. Man muss diese beiden Faktoren, wie auch schon die zuvor, einmal auf körperlicher Gesamtebene betrachten und einmal auf das Organ bzw. auf das Körperteil bezogen, welches Sie vor eine Herausforderung stellt und den Arztbesuch erfordert.

In der westlichen Medizin gibt es wohl keine vergleichbare Diagnose dieser beiden Gegensätze, obwohl die Erklärung verhältnismäßig einfach ist: Befindet sich eines Ihrer Organe im Yang, beispielsweise das Herz, so funktioniert es zwar, aber nicht richtig. In diesem Fall leiden Sie wohl an Herzrhythmusstörungen. Befände sich dieses Organ im Yin, so wäre es nicht funktional. Damit der Patient noch eine Chance hat, gehen wir beispielsweise von einem Loch in der Herzscheidewand aus, das könnte operiert werden. Die Selbstheilungschancen wären verschwindend gering. Yang bedeutet also, es funktioniert, aber nicht so, wie es sollte, Yin hingegen bedeutet, es ist dysfunktional.

ALLES FLIEßT

Die wichtigsten Faktoren haben Sie nun kennengelernt. Nun stehen diese Teile niemals still. Alles ist in Bewegung, um Wärme zu- und abzutransportieren, um Energie in jeder Form zuliefern und so weiter. Somit ist die Diagnose, die Ihnen ein Arzt auf Basis der Traditionellen Chinesischen Medizin macht, kein Status, sondern eine Tendenz. In der westlichen Welt gibt es Skalen, die Werte vorgeben, die Ihre Untersuchung erreichen sollten. Alles wird bei uns eingeteilt: Man sollte eine Körpertemperatur zwischen 36,3 und 37,4 Grad Celsius haben, der normale Blutdruck liegt zwischen 120/129 zu 90/84, der Körperfettanteil einer Frau zwischen 40 und 49 Jahren sollte nicht unter 20 % und nicht über 33 % liegen, bei einem Mann des gleichen Alters sollte der Anteil den Wertebereich von 15 bis 25 % nicht verlassen und so weiter. Alles ist bei uns genormt und für einen Teil der Diagnosen mag das gut sein. In der TCM hingegen werden nicht die punktuellen Werte, sondern vielmehr die aussagenden Tendenzen gemessen. Betrachten wir beispielsweise die Durchführung eines EKG: Wer sagt, dass da einige Herz-Stolperer nicht darin begründet sind, dass Sie halb nackt vor einer fremden Person sitzen? Wie können wir also davon ausgehen, dass die Werte korrekt sind? Sicherlich, die Methoden sind mittlerweile sehr genau, auch ist oft eine zweite oder dritte Messung angebracht oder man wird mittels mobiler Datensammler über einen längeren Zeitraum betrachtet. Dennoch fehlt es an Tendenzen. Die Wandlungsfähigkeit der westlichen Diagnostik ist mangelhaft, da diese innerhalb streng gesetzter Grenzen funktioniert. Die Tendenzen, die bei der TCM untersucht werden, zeigen jedoch viel eher, in welcher Phase sich ein Patient beispielsweise befindet. Ist das Fieber durch die Infektion rückläufig, ist der Überfluss des Xue bereits im Rückgang und so weiter. Das heißt, dass die Grundlage der TCM, also die fließenden Energien, sich auch in der Art der Diagnostik widerspiegeln.Eine Grundlage der Traditionellen Chinesischen Medizin, die ich bisher unerwähnt ließ, ist die Theorie der fünf Wandlungsphasen. Ohne diese ist eine Kategorisierung des Patienten jedoch nicht möglich. Diese Theorie ist auch als 5-Elemente-Lehre bekannt, die nicht nur ihren Einfluss in die Diagnostik und Behandlung, sondern auch in Bewegung und Ernährung nimmt.

Bitte lassen Sie sich von dem Wort „Elemente“ nicht irritieren. Es handelt sich hier nicht um „unsere“ Elemente Luft, Feuer, Wasser und Erde, sondern um einen Teil des asiatischen Weltbildes, der sich in zahlreichen Dingen der fernöstlichen Hemisphäre finden lässt. Die einzelnen Elemente verbinden die Leitkriterien miteinander. Jedem einzelnen werden verschiedene Funktionen und Mechanismen zugeordnet, deren Temperamente und Eigenschaften stets zu dem Element passen.

Die hier gemeinten fünf Elemente sind:

- Feuer – Herz, Zunge, Blutgefäße, Dünndarm, Euphorie, Freude, Sommer, Hitze, Rot, Süden, geistige Kraft
- Erde – Milz, Mund, Magen, Nachdenklichkeit, Muskeln, Spätsommer, Nässe, Braun, Mitte, rationales Denken
- Metall – Dickdarm, Nase, Lunge, Trauer, Haut, Körperbehaarung, Trockenheit, Herbst, Silber/Weiß, Westen, Kraft, Ausdauer, Courage
- Wasser – Blase, Niere, Ohren, Knochen, Kopfbehaarung, Schrecken, Angst, Kälte, Winter, Blau bis Schwarz, Norden, Antrieb, Ehrgeiz
- Holz – Gallenblase, Augen, Leber, Sehnen, Ärger, Zorn, Wind, Frühjahr, Grün, Osten, Seele

Die Assoziationen lassen sich verhältnismäßig einfach erklären. Das Feuer wärmt, so wie es auch das Herz tut, da es das warme Blut durch den Körper zirkulieren lässt. Dass Ihnen das Herz aufgeht, bedeutet, dass Sie sich freuen, was ebenfalls mit einem Gefühl innerer Wärme verbunden ist. Aussagen wie „Das Herz auf der Zunge tragen" verbinden weitere Komponenten miteinander, auch ist die Zunge ein sehr stark durchblutetes Organ, ebenso der Dünndarm. Die Blutgefäße sind in dieser Assoziation ebenso wie der Sommer selbsterklärend.

Die Erde übernimmt den Teil des Abbaus, denn Pflanzenteile wie Laub und andere organische Substanzen werden von der Erde zu Nährboden verarbeitet, ebenso ist die Milz ein abbauendes Organ. Die anderen Organe, der Mund und der Magen, gehören zu den Ernährern des menschlichen Körpers, so wie auch die Erde Menschen, Tiere und Pflanzen mit lebenswichtigen Substanzen versorgt. Der Spätsommer mit seinen Regenfällen und dem regelmäßigen Duft der frisch durchnässten Erde erklärt Jahreszeit und die klimatische Assoziation.

Das Metall überträgt seine Eigenschaft Trockenheit auf die Lunge und die Nase, aber auch die frische Luft der goldenen Monate ist mit gutem Atem vereinbar. Die Allergiker können dank abnehmendem Pollenflug wieder durchatmen, aber auch Trauer durch die fallenden Blätter ist gegeben.

Das Elixier des Lebens, das Wasser, steht verständlicherweise für die Organe, die für das Ausscheiden von Urin verantwortlich sind. Die Nieren und die Blase sind die Organe „zum Wasserlassen". Auch der Winter, der erst sehr regnerisch, dann eiskalt verschneit ist, findet sich im Element Wasser wieder. Das Rauschen des Wassers dringt an die Ohren. Zu guter Letzt fehlt noch das Holz, dessen Wachstum im Frühjahr neues Leben bedeutet, so wie auch die Leber uns stets mit neuen, notwendigen Substanzen versorgt. Dazu gehört ebenfalls die Gallenblase. Die Augen werden im Frühjahr besonders benötigt, um all das neue Leben zu betrachten, auch steht das Öffnen der Augen für das Erwachen der Natur zum Jahresbeginn. Diese Phasen werden genutzt, um das Gleichgewicht herzustellen.

Dies funktioniert, da die 5 Elemente einen Zirkel bilden, der in beide Richtungen genutzt werden kann: Der Regen lässt das Holz wachsen, um somit das Feuer nähren zu können, welches nach seinem Ende mit nährstoffreicher Asche die Erde zu weiterem Wachstum anregt, aus der schließlich Erze und andere Metalle hervorgehen. Andersherum dämmt das Wasser das Feuer ein, welches Metalle schmelzt, die wiederum in Form von Äxten beispielsweise Holz hacken können, welches dann die Erde bedeckt und schützt, die für sich genommen den Regen aufsaugt.

Diese bildliche Sprache erklärt sehr gut, wie die Wandlungsphasen genutzt werden können, um körperliche oder seelische Ungleichgewichte auszubalancieren. So benötigt ein übermäßig zorniges Gemüt, das möglicherweise schon körperliche Symptome aufzeigt, mehr Feuer im Leben und so weiter.

Diese Elemente-Lehre wird ebenfalls auf die Ernährung ausgeweitet, was Sie im folgenden Abschnitt sehen werden. Dadurch kann ein Ungleichgewicht ebenfalls behandelt werden. Auch die Behandlungsmethoden erfolgen nach dieser Einteilung. Es wird also geprüft, welche der fünf Wandlungsphasen bei dem Patienten derzeit überwiegt, und Ernährung, Bewegung und Behandlungsmethode werden entsprechend angepasst.

METHODEN

Sie haben bereits weiter vorn einen Einblick in einige der Behandlungsmethoden der Traditionellen Chinesischen Medizin erhalten. Nun gilt es, Ihnen das Grundgerüst dieser Heilkunst aufzuzeigen, welches aus fünf Grundpfeilern besteht.

Die erste Säule besteht aus Medikation, beispielsweise durch Kräuter, Pilze oder durch daraus hergestellte, natürliche Medikamente, Tees oder Aufgüsse, unter anderem für Fußbäder. Fachlich wird dies als Phytotherapie bezeichnet, es ist also der rein pflanzliche Aspekt der TCM.

Die zweite Säule wird durch Akupunktur und Moxibustion vertreten, bei der Nadeln oder erwärmte Nadeln an bestimmten Punkten der Energieleitbahnen, der Meridiane, in den Körper eingeführt werden, um die Energieflüsse anzuregen oder, sollten diese im Übermaß fließen, herunter zu regulieren. Bei der Moxibustion wird zusätzlich erhitzter Beifuß verwendet, teils mit Nadel, teils als „Moxa-Zigarre". Da die Akupressur ebenfalls zu den punktuellen Anwendungen gehört, kann diese mit in diese Kategorie gerechnet werden. Ursprünglich galt nur die Akupunktur als eigenständige Säule, jedoch werden die Zugehörigkeiten je nach Quelle und deren Alter unterschiedlich definiert. Die Akupunktur ist eine der ältesten und eine sehr verbreitete Methode. Die Moxibustion ist zwar ebenfalls sehr alt, wird aber in selteneren Fällen angewandt. Ebenfalls zu dieser Säule ließe sich die Elektrostimulation zählen, die jedoch derart neuartig ist, dass ich diese hier nicht weiter ausführe.

Bei der dritten Säule handelt es sich um die Sportarten, die mittlerweile auch in unseren Regionen weitverbreitet sind. Dazu gehört das Qi Gong der fünf Tiere, deren grundlegende Wesenszüge sich ebenfalls in der 5-Elemente-Lehre widerspiegeln, aber auch Tai-Chi. Bei beiden Bewegungsarten gehört es dazu, eine Reihe von Bewegungen in fließendem

Ablauf nacheinander zu vollziehen, was nicht nur symbolisch für das Anregen der Energieflüsse steht, sondern auch mittels der gezielten Bewegungen sowie der strengen Fokussierung auf deren korrekte Ausführung und auf die dazugehörige, kontrollierte Atmung Entspannung sowohl des Geistes als auch der Muskulatur herbeiführt. Auch ist es mittlerweile erwiesen, dass, wenn man den Fokus auf die Atmung legt und diese mithilfe bestimmter Atemtechniken kontrolliert, die Aktivierung des Parasympathikus vorangetrieben wird, der besser als Selbstheilungsnerv bekannt ist. Im weiteren Sinn können hier auch einige asiatische Kampfsportarten genannt werden.

Die vierte Säule bildet die Ernährung, die ebenfalls aus den bereits bekannten fünf Elementen besteht. Die Einteilung erfolgt dabei in süß (Erde), bitter (Feuer), salzig (Wasser), scharf (Metall) und sauer (Holz). Laut Ernährungslehre der TCM soll der Erde die größte Aufmerksamkeit gewidmet werden, was jedoch nicht etwa auf Schokolade, sondern eher auf die Grundnahrung selbst bezogen ist. Nahezu alle ballaststoffreichen Produkte, darunter nicht nur Vollkornmehl, sondern auch Hirse, Kürbisfrüchte, grünes (Blatt-)Gemüse, Obstsorten wie Weintrauben und Pflaume, aber auch Nüsse und die bisher nicht erwähnten Milchprodukte sind durch ihre teils sehr langkettigen Vielfachzucker süßlich im Geschmack. Auch ist hier die gesunde Fülle des Magens durch die Ballaststoffe gegeben. Viele der genannten Lebensmittel bringen eine große Menge Feuchtigkeit mit in das menschliche Verdauungssystem und sind somit besonders hilfreich. Negative Nässe bringen Milchprodukte, wenn diese übermäßig konsumiert werden, da diese auch schleimbildend wirken, was wieder den Verdauungsorganen schaden kann.

Das Feuer steht für Wärme und Bitterkeit, die durch das Austrocknen bedingt wird. Zu den Nahrungsmitteln des heißen Elements gehören die als bitter geltenden Pampelmusen, Chicorée, die meisten alkoholischen

Getränke, die hauptsächlich herb und bitter schmecken, außerdem grüner Tee, eine große Anzahl handelsüblicher Gartenkräuter und Grillfleisch jeder Art. Letzteres wird nicht nur durch die zumeist zugefügten Gartenkräuter in der Marinade, sondern auch durch die direkte Nähe zu Feuer und die damit verbundenen Bitterstoffe bedingt. Eine Überdosierung dieser Art von Lebensmitteln aktiviert den Sympathikus und wirkt somit reizend auf das Nervenkostüm, was den Schlaf und die Ruhe kosten kann. Nahrungsmittel aus dem Element Feuer gelten als Qi-anregend und sollten bei mangelndem Qi-Fluss vermehrt, aber nicht ausschließlich auf dem Speiseplan stehen.

Die aus dem Element Wasser entsprungenen Nahrungsmittel wie Fische, Meeresfrüchte und Algen zählen tatsächlich der Einfachheit halber zu den salzigen Lebensmitteln, ebenso alle Hülsenfrüchte, Sojasoße, Mineralwasser und Schweinefleisch. Bei übermäßigem Fluss des Qi empfiehlt sich eine vermehrte Einnahme dieser Lebensmittel, da durch die ausleitende Wirkung des Salzes der Fluss gedrosselt werden kann. Daher kann es bei übermäßiger Einnahme der salzigen Lebensmittel auch zur Austrocknung kommen, es sollte also stets ein gesundes Maß gehalten werden.

Scharfe Lebensmittel gehören zum Element Metall. Kohlrabi, Radieschen, Meerrettich, Zwiebeln, Knoblauch und Gewürze wie Chili, Pfeffer, Ingwer, Senfsamen oder Zimt zählen dazu. Die Einnahme dieser Lebensmittel regt den Fluss des Qi an, wodurch Blutdruck und Schweißproduktion angetrieben werden, da dem Körper eine Menge Wärme zugeführt wird.

Holz steht für sauren Geschmack und bezieht sich damit auf Essig, Tomate, Sauerampfer, Petersilie, Buttermilch, saure Sahne, Quark und sämtliche Zitrusfrüchte, außerdem Äpfel, Kirschen und Beerenfrüchte. Die antioxidative Wirkung der dunklen Früchte unterstützt Leber und

Gallenblase bei der Produktion der wichtigen Blutproteine und Fettsäuren, bei der Speicherung von Zucker in Form von Glykogen und bei anderen wichtigen Funktionen. Saure Lebensmittel gelten als zusammenziehend, womit diese besonders bei Magen- und Verdauungsbeschwerden genutzt werden, um beispielsweise Durchfall zu heilen.

Als weitere Einteilung der Ernährung werden die thermischen Eigenschaften der Lebensmittel genutzt. Die Einteilung hierbei erfolgt jedoch nicht über die Elemente, sondern ausschließlich über die Wirkung auf die Energieflüsse. Wirkt etwas hitzesteigernd und anregend auf den Fluss des Qi, zählt es zu den heißen Mitteln. Um Mangel an Qi oder einer Unterfunktion das Yang entgegenzuwirken, helfen hingegen warme Lebensmittel, so beispielsweise Fenchel, Kirschen oder Walnüsse. Neutrale Lebensmittel sorgen für das Gleichgewicht und kräftigen den Körper, hierzu zählen überreife Früchte, gegartes Gemüse und neben diversen Getreidesorten auch gekochte Eier. Um überschüssige Körpersekrete, beispielsweise Schweiß, zu verhindern oder zu behandeln, empfiehlt die TCM erfrischende Nahrung, wie beispielsweise Butter, rohes Fleisch oder normal reifes Obst. Um den Stoffwechsel etwas einzudämmen und sich abzukühlen, landen kalte Speisen wie Joghurt, noch nicht reifes Gemüse oder Obst und Wassermelone auf dem Speiseplan. Die sogenannte Diätetik wird als eine Therapieform eingesetzt, wenn grundlegende Energien oder mehrere Organe und Bereiche von Störungen betroffen sind. Auch kann die ausgewogene Ernährung nach Lehre der Traditionellen Chinesischen Medizin als Präventivmaßnahme genutzt werden, beispielsweise dann, wenn man vor einer aufregenden Situation steht.

Nach diesem kleinen Ausflug in die Welt der TCM-Ernährung widmen wir uns der für diesen Ratgeber relevanten fünften Säule: den Massagetechniken. Gua Sha ist eine davon, wird allerdings im nächsten Kapitel ausführlich behandelt und macht an dieser Stelle daher Platz für Tuina

Anmo. Bei dieser Art der Massage wird entlang der Leitbahnen des menschlichen Körpers massiert. Dabei werden langsame und weiche Massagebewegungen genutzt, um das Yin zu stärken, und stark-dynamische Bewegungen, um das Yang zu stärken. Diese Massagetechnik ist auch als Tuina bekannt und wird seit über zwei Jahrtausenden angewandt. Es ist die Kraft der heilenden Hände. Die Bedeutung der vier Silben lautet: schieben, greifen, drücken, reiben.

Tuina ist nicht nur hilfreich, wenn es um die Entspannung der Muskulatur und der Sehnen geht, sondern dient ebenfalls der Beseitigung von Energieblockaden, auch im Körperinneren. Dabei wird beispielsweise das Magen- oder Leber-Qi wieder in Fluss gebracht. Diese Methode enthält Teile der in westlichen Kreisen bekannten Chiropraktik, Orthopädie und anderen Mobilisations-Techniken. Weit über diese hinaus gehen jedoch die Nutzungen zur Heilung innerer Beschwerden.

Einen separaten Teil des Tuina Anmo, bei uns geläufig als Tuina, stellt das Fuß-Tuina dar. Hierbei handelt es sich um eine Mischung aus den Tuina-Massagetechniken und der Fuß-Akupressur. Diese Methode ist gesondert zu nennen, da diese auch selbst durchgeführt werden kann. Die Wirkungsweise ist hierbei ähnlich der Tuina, allerdings können ob der begrenzten Fläche keine vollständigen Meridiane behandelt werden. In der westlichen Medizin ist die Reflexzonenmassage eine ähnliche Methode, die jedoch durch anders ausgeführte Massagebewegungen auch andersartig wirkt, da auch bei Fuß-Tuina die Art der Bewegungen die Richtung der Energien steuert und dadurch eine Regulation des Überflusses oder der Unterfunktion bewirkt.

WIRKSAMKEIT

Es gibt diverse Studien, die versuchen, die Wirksamkeit oder Nicht-Wirksamkeit der Traditionellen Chinesischen Medizin zu untermauern. Aufgrund des Umfangs der TCM ist es nicht möglich, alles in einer Studie zusammenzufassen. Daher werden die unterschiedlichen Behandlungsmethoden nach Popularität dahingehend untersucht, wie sie bei bestimmten Erkrankungen und Verletzungen wirken. Zwar steht für eine steigende Anzahl an Menschen die Wirksamkeit bestimmter Behandlungsmethoden bei einigen gesundheitlichen Herausforderungen fest, allerdings fehlt für eine Vielzahl der Techniken nach wie vor der klinische Nachweis über die Funktionalität.

Viele Krankenkassen sprechen bei zahlreichen Anwendungen noch immer von einem Placebo-Effekt. Gründe dafür gibt es und gibt es auch wieder nicht. Es konnte mithilfe einer Studie des interdisziplinären Mediziners Dr. Henry Johannes Greten bereits in einer Studie nachgewiesen werden, dass die Akupunktur bei Kniearthrose eine spür- und messbare Verbesserung der Symptome ergibt. Dafür merkt er auch an, dass die TCM zwischen zwölf verschiedenen Arten der Kniegelenkarthrose unterscheidet, während die westliche Medizin sich auf eine beschränkt. Er selbst ist ein Verfechter der Kombination aus beiden Schulen, denn er hat die Vor- und Nachteile beider Praxen erkannt. Er selbst bemühte sich um die Einführung eines Studiengangs an deutschsprachigen Universitäten, bei dem die Traditionelle Chinesische Medizin erlernt werden kann.

Eine weitere Studie von November 2013, durchgeführt von der Universität Gothenburg und dem Research and Development Center Fyrbodal (Schweden), konnte anhand 120 Probanden zeigen, dass ein Vergleich zwischen integrativer Behandlung, therapeutischer Akupunktur und der konventionellen Therapie zugunsten der ersten beiden Möglichkeiten ausfällt, wenn es um die Behandlung von Angststörungen und Depressionen geht. Die konventionelle Therapie konnte nach vier und acht Wochen keine signifikanten Verbesserungen an den Probanden vorweisen, wohingegen sowohl die Integrativbehandlung als auch die Akupunktur Verbesserungen der psychischen Belastungen erbrachte.

Forscher an der University of Traditional Chinese Medicine untersuchten die Wirksamkeit von Akupunktur gegen Migräne, ebenso wie auch im deutschsprachigen Raum bereits eine groß angelegte Studie zu diesem Thema durchgeführt wurde. Beide Studien kommen überein, dass Akupunktur grundlegend, aber nicht vollständig gegen Migräne und Spannungskopfschmerz helfen kann.

2015 wurde eine weitere Studie veröffentlicht, die unterschiedliche Methoden der Traditionellen Chinesischen Medizin genauer in Augenschein nahm. Dabei stellte sich heraus, dass ein Großteil der angewandten punktuellen und großflächigeren Massagetechniken der TCM durchaus eine positive Wirkung auf Nacken- und Rückenschmerzen haben – darunter nicht nur Akupunktur, sondern auch Moxibustion, Akupressur, Tuina und Gua Sha. Man muss an dieser Stelle einschränkend zugeben, dass echte Schlüsse nur bezüglich der Anwendungen Akupressur, Akupunktur und Schröpfen gemacht werden konnten. Die anderen Methoden lieferten keine empirischen Belege, konnten aber als schädlich ausgeschlossen werden und wurden in der Schlussfolgerung als unterstützende Maßnahmen bei der Behandlung chronischer Verspannungszustände in den Bereichen Hals, Nacken und Rücken lobend erwähnt.

Ebenfalls konnte eine Studie in kleinerem Umfang belegen, dass Akupunktur und Massagen das Übergewicht erwachsener Frauen binnen 4 Tagen senken können. Die Studie umfasste 105 Frauen, die in vier Gruppen aufgeteilt wurden. Darunter zwei Gruppen mit einem Body-Mass-Index von über 25 und zwei Gruppen mit einem BMI zwischen 23 und 25.

Jeweils eine Gruppe wurde über einen Zeitraum von drei Wochen täglich massiert, die beiden anderen Gruppen wurden mit Akupunktur behandelt. Das Ergebnis, das sich auf die schnelle Gewichtsreduktion innerhalb von vier Tagen bezieht, kommt daher, dass während der ersten Tage die größten Veränderungen stattfanden.

Für die zwei Säulen der TCM (Akupunktur und Massagepraktiken) sehen diese Ergebnisse bereits vielversprechend aus. Dies sorgt auch dafür, dass zumindest die Anwendung von Akupunktur bei bestimmten Leiden, darunter auch chronische Schmerzerkrankungen sowie Kopf- und Rückenschmerzen, von zahlreichen Krankenkassen finanziell übernommen wird.

Die bewegungstherapeutischen Ansätze der fernöstlichen Heilkunde wurden ebenfalls in einigen Studien untersucht. So wirkt Tai-Chi sich positiv auf die Entzündungswerte und auf Schlafstörungen von Patienten aus, die vor Kurzem eine Brustkrebstherapie abgeschlossen haben. Ich weise an dieser Stelle ausdrücklich darauf hin, dass diese Form der Bewegungstherapie lediglich als Unterstützung und nicht als eigenständige Therapieform nach einer Krebstherapie angesehen und genutzt werden kann.

Einer der Vorteile, den der Ihnen bereits bekannte Dr. Greten in der TCM erkannt hat, ist die gute Erfolgsquote bei der Behandlung chronischer Erkrankungen, bei denen die westliche Schulmedizin oftmals vor einer großen, teils unüberwindbaren Herausforderung steht. Sollte Ihnen das chronische Erschöpfungssyndrom kein Begriff sein, so erkläre ich dieses gern kurz:

Das „Chronic Fatigue Syndrome“, kurz CFS, ist eine Erkrankung, die von ständiger Müdigkeit und Abgeschlagenheit, stets in Kombination mit Konzentrationsschwäche und wenig erfreulicher Gemütslage, bis hin zu einem Leben im Rollstuhl führen kann. Die Ursachen sind bisher weitestgehend unbekannt, jedoch gelten nahezu sicher als Auslöser das Fibromyalgiesyndrom, das Eppstein-Barr-Virus und zahlreiche Autoimmunerkrankungen. Bei dieser Krankheit ist nicht nur das Immunsystem sehr erschöpft, sondern der ganze Körper fühlt sich schwach und müde an. Es gibt keinerlei Nachweise über geschädigtes Gewebe oder signifikant veränderte Messwerte, allerdings ist körperliche Anstrengung mit dieser Erkrankung teilweise bereits der eigenständige Gang auf die Toilette.

Nun, die Studie aus dem Jahr 2014 gibt denjenigen Hoffnung, die an diesem Syndrom leiden, denn Qi Gong wurde als vielversprechend hilfreich gegen CFS und ähnliche Erkrankungen eingestuft. Eine dreimonatige Studie mit etwa 150 Teilnehmern ergab, dass die tägliche Durchführung von Qi Gong-Lektionen nicht nur die Müdigkeit am Tag drastisch senkte, sondern auch die mit dem Syndrom verbundenen Schlafstörungen, Angstzustände und depressiven Symptome. Es konnte eine allgemeine Verbesserung der Lebensqualität erreicht werden.

Zu guter Letzt, bevor wir uns gänzlich dem Hauptthema Gua Sha widmen, lassen Sie mich noch von einer Traditionellen Chinesischen Medizin berichten, die von westlichen Medizinern als Unterstützung bei der Behandlung einer Angina Pectoris und ähnlichen entzündlichen Erkrankungen anerkannt wurde. Es gibt ein Medikament, das Tongxinluo genannt wird. Dabei handelt es sich um Kapseln, die mit chinesischen Heilkräutern und tierischen Teilen gefüllt sind. Dieses Medikament wurde 2006 auf seine Wirksamkeit hin untersucht. Zwar konnte es nicht als alleiniges Heilmittel eingestuft werden, aber seine Wirkung war dennoch deutlich: Die Anfälle bei diesen entzündlichen Erkrankungen gingen deutlich zurück und auch die Herzfrequenz wurde stabilisiert.

Es gibt noch einige weitere Studien, die sich mit der Funktionalität und Wirksamkeit der TCM befassen, aber diese Auswahl ist ausreichend, um die Tendenzen zu zeigen. In den meisten Studien konnte eine Wirksamkeit besonders in Kombination mit westlichen Methoden nachgewiesen werden, somit ist zu hoffen, dass der Ansatz Dr. Gretens noch von vielen weiteren Wissenschaftlern aufgegriffen wird.

Weniger empirische Beweise, aber dennoch einen Anhaltspunkt liefert auch der stetige Interessenzuwachs der TCM-Praktiken. Immer mehr Menschen finden Entspannung, Heilung und Besserung ihrer Lebensqualität in den fernöstlichen Heilmethoden. Bereits vor Jahren gab es die ersten Patientenberichte, dass Akupunktur endlich die Sucht nach Nikotin beendet oder beim Abnehmen geholfen hätte. Nun besteht, und das ist gut so, die Deutsche Ärztekammer darauf, dass ein gewisser Standard bei praktizierenden TC-Medizinern gehalten wird, damit keine Scharlatanerie betrieben wird und eine gleichbleibende bis steigende Qualität für die Patienten gesichert ist. Wenn Sie also einen Arzt aufsuchen möchten, der TCM praktiziert, dann recherchieren Sie zuvor, ob dieser auch die notwendige Qualifikation erworben hat. Das Internet hilft an dieser Stelle oft weiter, aber auch Ihre Krankenkasse kann Ihnen im Bereich der Akupunktur in jedem Fall helfen: Fragen Sie dort einfach nach der Liste derjenigen Mediziner, deren Rechnungen Ihre Krankenkasse übernehmen würde, dann wissen Sie mit Bestimmtheit, dass Sie in professionelle Hände gelangen.

Was ist Gua Sha?

Gibt man Gua Sha in eine Bildersuchmaschine ein, wird man möglicherweise erst einmal zurückschrecken. Die Bilder, die man zu sehen bekommt, ähneln Verletzungen, sehen aus wie Hämatome oder Quetschungen. Was für uns aus dem Westen grausam und brutal aussieht, sieht für fernöstliche Heilpraktiker gesund aus, denn wenn die Rötungen auftreten, bedeutet das lediglich, dass die Anwendung Früchte trägt. Bleibt eine entsprechende Reaktion aus, deutet das jedoch nicht darauf hin, dass die Anwendung nicht funktioniert. Es kann sein, dass der Patient an übermäßigem Körpervolumen leidet, dann kann es tiefere Einblutungen geben, die von außen nicht sichtbar sind, oder der Behandelte hat derartige Energie-Staus, dass erst nach einigen weiteren Behandlungen sichtbare Änderungen auftreten.

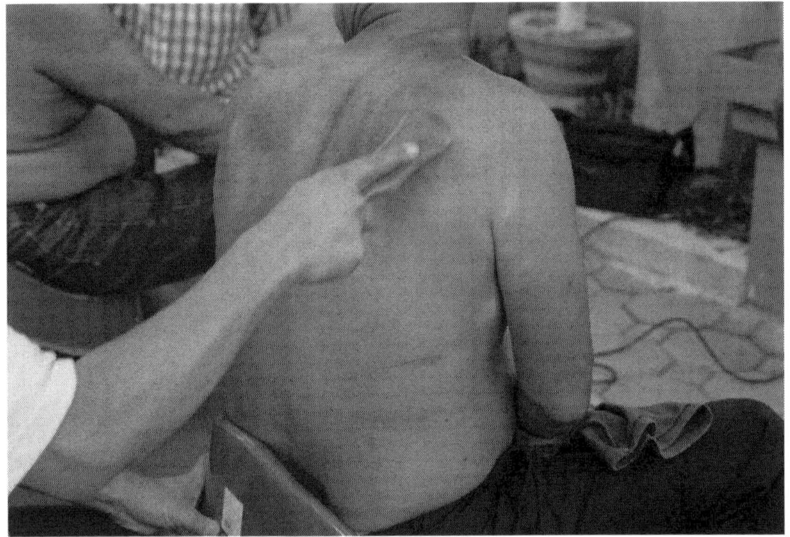

Nachdem wir nun eine Fülle an Informationen über die fernöstliche Heiltradition erhalten haben, wollen wir einen detaillierten Blick darauf werfen, was Gua Sha ist und wie es Ihnen helfen kann, zahlreiche Beschwerden zu lindern oder zu heilen. Wenn Sie den ersten Schreck über die Ansicht nach einer erfolgreichen Behandlung überwunden haben, widmen wir uns nun den Fakten über diese Behandlungspraktik. Wir werden uns ansehen, woher der Begriff kommt, wie die Entstehungsgeschichte dieser Methode aussieht und welche Möglichkeiten Ihnen diese Art der Heilpraktik eröffnet.

DEFINITION

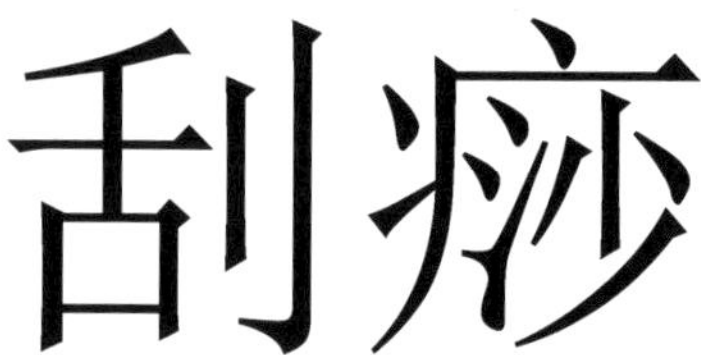

Gua Sha ist ein ostasiatischer Begriff, der sich aus den Zeichen für „Gua“, also „schaben“, und „Sha“, also „Krankheit“ zusammensetzt. Wie so oft können die Worte auch andere Bedeutungen haben. Weitere Übersetzungen wären für „Gua“ beispielsweise „wehen“ oder „kratzen“, weshalb einige die Behandlungsmethode auch als „Scraping“ bezeichnen. „Sha“ hingegen kann auch „Medizin“ oder „Cholera“ bedeuten. Im Vietnam und in Indonesien existieren ähnliche Praktiken in der Volksheilkunde, die in etwa bedeuten „den Wind (beispielsweise einer Erkältung) herausschaben“. Ebenfalls kann Gua Sha als „die Cholera ausschaben“ übersetzt werden, bezieht sich jedoch allgemein auf die Behandlung zahlreicher Krankheitsbilder. Diese erläutere ich Ihnen zu einem späteren Zeitpunkt detaillierter.

Für diese Anwendungsmethode werden mittlerweile bestimmte Werkzeuge benutzt, die in ihrer ergonomischen Form an die verschiedenen Körperregionen angepasst sind. Auch sind manche Formen für bestimmte Vorhaben vorteilhafter als andere, so werden einige Tools genutzt, um die Energieflüsse anzuregen, andere wiederum, um das Hautbild zu verbessern. Ursprünglich wurden dazu asiatische Suppenlöffel aus Porzellan oder abgeschliffene Münzen genutzt, was sicherlich auch in einigen Haushalten heute noch auf diese Weise gehandhabt wird. Wer kein Werkzeug zur Hand hat, kann auch seine Finger benutzen, was gelegentlich durchaus Vorteile hat. So lassen sich Unebenheiten und schmerzhafte Stellen genauer lokalisieren und präziser behandeln.

Die Anwendung von Gua Sha bezieht sich auf die Zusammenarbeit und das Gleichgewicht zwischen dem Körperinneren und dem Außenbereich. So soll das Schaben, welches Wärme und Durchblutung erzeugt, mitunter dazu führen, dass der Körper animiert wird, Schadstoffe, Viren, Bakterien und anderes aus dem Körper auszuleiten. Im Gegensatz zu anderen Methoden wirkt es schneller bei der Aktivierung der körpereigenen Energien und kann zu jeder Zeit genutzt werden, um diverse Erkrankungen zu bekämpfen und diese im Keim zu ersticken.

Im Vergleich zu anderen Methoden ist Gua Sha nicht auf einige wenige Anwendungsbereiche beschränkt. Weiterhin kann das Schaben auch auf knochigen oder sehnigen Körperbereichen angewandt werden, um auch dort die Zirkulation des Xue anzufachen. Allgemein gilt Gua Sha als probates Mittel, um den Stoffwechsel und die Durchblutung anzuregen. Die Ähnlichkeit zu Praktiken wie der Lymphdrainage und der Faszien-Massage erklären weitere Anwendungsgebiete wie die Mobilisierung der einzelnen Körperteile und die Schmerzlinderung bei Muskelkater, Muskelverspannung oder chronischen Schmerzerkrankungen wie Fibromyalgie und Rheuma. Weiterhin ist es nicht notwendig, Akupunkturpunkte oder Meridiane vollständig im Kopf zu behalten, und weder ist die Anwendung kompliziert noch die Beschaffung der notwendigen Utensilien eine finanzielle Herausforderung. Kurzum: Gua Sha ist eine gute Möglichkeit, abseits von Praxen und teuren Mitteln eine Verbesserung Ihrer Leiden in zahlreichen Bereichen zu erzielen.

Für die Anwendung von Gua Sha gibt es einige weitere Begriffe, die ich Ihnen gern näherbringen möchte:

- **Ba Sha** ist eine alternative Umsetzung des Gua Sha. Hierbei werden kleine Hautfalten gegriffen und bis zur Rötung zwischen den Fingern hin und her gerieben. Dies hat eine ähnliche Wirkung, die Rötungen bleiben jedoch weniger lange sichtbar, sofern man die Übung nicht mit starkem Kraftaufwand und über sehr lange Zeit durchführt. Hierbei werden ausschließlich Körperstellen benutzt, die sich über den Bändern befinden. Dabei werden die Faszien, die sich dort befinden, voneinander gelöst und die natürliche Schutzmembran der Bänder und damit die Bänder selbst werden wieder flexibler und schmerzunempfindlicher gemacht.
- **Wu Sha** ist der Fachausdruck dafür, wenn keine Rötung auftritt. Dies kann dann der Fall sein, wenn der Blutkreislauf dort so weit gestört ist, dass keine Kapillaren aktiviert werden können. Gelegentlich kann man dann unter den oberen Hautschichten kleine Erhebungen ertasten, die zwischen einem und fünf Millimeter Durchmesser haben können. Möglicherweise befindet sich an diesen Stellen derzeit auch ein energetischer Mangelzustand. Sollten diese gehäuft auftreten, besteht die Möglichkeit einer ernst zu nehmenden energetischen Störung. Für die westliche Medizin bedeutet dies eine ernsthafte Erkrankung.
- **Chu Sha** ist die Bezeichnung für das aus den Kapillaren austretende Blut. Es steht für schlechtes Blut, das schnell vom Stoffwechsel abtransportiert und gereinigt werden soll.
- **Tui Sha** bezeichnet das Abheilen der visuellen Überreste der Gua Sha-Massage binnen vier Tagen.

Nach der Anwendung von Gua Sha kann es zu einer Veränderung der Ausscheidung kommen. Diese ist in dem Abtransport der ausgeschabten Giftstoffe und Schlacken begründet. Dies kann, je nach Menge der freigesetzten Stoffe, zwei oder drei Tage andauern.

GESCHICHTE DES GUA SHA

Die Hintergründe der Entstehung von Gua Sha sind leider weitestgehend unbekannt. Dies liegt unter anderem darin begründet, dass es sich hierbei ursprünglich um ein reines Hausmittel handelt, genauso, wie Sie als Kind zum Einschlafen vielleicht heiße Milch mit Honig bekommen haben. Dennoch ist aus verschiedenen Funden bekannt, dass die Anwendung schon viele Jahrhunderte genutzt wird, um zahlreiche Wehwehchen und Krankheiten aus dem Körper zu treiben.

Den Weg in die westliche Medizin fand das Schaben, da die Rötungen an vietnamesischen Kindern aufgefallen waren. Diese Entdeckung erfolgte erst nach der Mitte des letzten Jahrhunderts durch amerikanische Ärzte, die aufgrund der vermeintlichen Blessuren von Kindesmisshandlung ausgingen.

Mittlerweile findet sich in den Medien, bei Wissenschaftlern und bei Medizinern jedoch ein ansteigendes Interesse an der Methode, da diese nicht nur einfach zu erlernen ist, sondern auch dem westlichen Schönheitsempfinden und -wahn sehr entgegenkommt.

MEDIZINISCHER HINTERGRUND

Hautreizungen gelten allgemein eigentlich als unangenehm und schädlich, im Fall einer Gua Sha-Behandlung sind diese jedoch gewünscht und keineswegs unangenehm. Es kann sein, dass während der Behandlung einige „Kratzer" schmerzhaft sind, jedoch nur dann, wenn sich eine Verspannung oder eine Stockung in den Blutgefäßen befindet. Durch eine Energiestockung des Qi und/oder Xue entsteht Druck in den Kapillargefäßen. Diesen gilt es, mithilfe von Gua Sha zu entlassen. Dabei kann es zu Einblutungen unter der Haut kommen, die jedoch nach wenigen, maximal nach vier Tagen wieder vollends verschwunden sind. Diese Einblutungen kommen von dem aufgestauten Blut innerhalb der Kapillaren, die jedoch nicht bei der Behandlung verletzt oder zerstört werden. Durch die Auflösung des Staus kommt es zu einem erleichternden Gefühl während und nach der Behandlung, die durch die Stockung angeschwemmten Schadstoffe können abtransportiert werden und ein Gefühl der allgemeinen Besserung verbreitet sich im Körper. Da der Stoffwechsel zusätzlich durch die Anwendung angeregt wird, werden die nun wieder mobilgemachten Schlacken schneller abtransportiert.

Die weiter vorn erwähnten Knoten, die sich nach einer Behandlung finden lassen, und die entstehenden Hautrötungen zeigen an, wie notwendig die Behandlung gewesen ist: Je mehr oder größer die Knötchen und je dunkler die Einblutungen sind, desto mehr Stoffwechsel-Abfallprodukte sind nun für den Körper abzuarbeiten.

Aber die Anwendung der Gua Sha-Massagetechnik gilt nicht nur für die Entschlackung und Entspannung. Gua Sha kann bei zahlreichen Beschwerden angewandt werden:

- Schmerzen in den Gelenken, auch durch beispielsweise Arthrose oder Rheuma
- Schmerzen in den Muskeln, auch bei chronischen Erkrankungen
- Kopfschmerzen, ob durch Spannung oder Migräne
- Akute und chronische Erkrankungen der Atemwege, der Bronchien und der Nebenhöhlen, dementsprechend auch grippale Infekte oder Erkältungen, besonders während der Anfangsphase
- als Prävention für alle genannten Symptome und Erkrankungen
- gegen Herausforderungen aller Art mit der Blase oder den Verdauungsorganen, also auch Reizmagen und Reizdarm sowie chronische oder akute Blasenentzündungen, Blasenschwäche/Inkontinenz und Bettnässen

- Anregung/Aktivierung des Immunsystems, auch nach längerer Krankheit oder zur Nachsorge nach Krebstherapien und anderen, immunschwächenden Krankheiten
- Anregung des Stoffwechsels und Detoxifikation aller Gewebe und Organe
- Unterstützung für die inneren Organe durch Aktivierung der Energien an den Leitbahnen und Reflexzonen
- Förderung der Durchblutung und somit Erhöhung der Sauerstoffsättigung im Binde- und Hautgewebe, was zu einer Verbesserung des Hautbildes und zu einer verjüngenden Wirkung führt

Wie bei allen Heilmethoden gibt es auch bei Gua Sha einige Regeln zur Anwendung, beispielsweise bezüglich Kontraindikationen, bei denen Sie Gua Sha nicht anwenden dürfen. Dazu zählen:

- Hämophilie, jede Art von Blutkrebs und anderweitige, besorgniserregende oder krankhafte Abweichungen des Blutbildes
- Nach der Einnahme von Aspirin, Acetylsalicylsäure und anderen Blutverdünnern, außerdem, wenn Ihr Blut eine Gerinnungsstörung aufweist
- bei bereits vorhandenen Hautreizungen durch entzündliche Erkrankungen sowie bei Akne, Hautinfektionen, parasitären Hauterkrankungen und offenen Wunden
- Leberflecken und Muttermale sollten möglichst nicht mit einem Werkzeug bearbeitet werden
- Thrombotische Veränderungen und schwere Krampfadern können durch Gua Sha verschlimmert oder verlagert werden
- neben Hautverletzungen müssen auch Knochen- und Gelenkverletzungen wie Brüche oder Verstauchungen bei der Gua Sha-Behandlung außen vor bleiben

- Frische Narben dürfen ebenso nicht behandelt werden, größere Überreste einer Verletzung sollten bis zu 12 Wochen unbehandelt bleiben
- Knochen- und Gelenkimplantate verhindern eine Anwendung direkt darüber
- Frauen sollten darauf achten, dass der Bereich am unteren Rücken und am Bauch nicht behandelt werden, sofern eine Schwangerschaft vorliegt oder zum Zeitpunkt der Behandlung die Menstruation stattfindet
- Schwellungen von Haut oder Gelenken, deren Ursachen nicht abgeklärt sind oder die übermäßig stark geschwollen sind, dürfen ebenfalls nicht behandelt werden, da eine Stauchung oder eine anderweitige Verletzung vorliegen könnte
- sehr kraftlose Menschen sollten ebenfalls auf die Massage verzichten
- eine Leber- oder Niereninsuffizienz wird durch die Behandlung mit Gua Sha verschlechtert, da diese Organe ohnehin nicht mit der Entgiftung des Körpers zurechtkommen, daher sollte das Auslösen einer weiteren Schlacke-Lawine vermieden werden
- ein akuter Schlaganfall und Herz-Kreislauf-Erkrankungen schließen leider ebenfalls die Methode Gua Sha aus, da es sich bei diesen Herausforderungen auch um Blutgerinnsel handelt, die durch eine Behandlung verschlimmert würden

Die medizinische Wirkung konnte bisher nicht vollends erschlossen werden, jedoch handelt es sich bei dieser Massagetechnik aus Sicht der westlichen Schulmedizin um eine Kombination aus Lymphdrainage und Faszien-Massage, wodurch einerseits der Stoffwechsel vielseitig angeregt wird, andererseits die Schutzmembran (Faszien), die nahezu jeden Muskel, jedes Gewebe und auch die Knochen umgibt, gelockert wird. Somit werden nicht nur schädliche Stoffe besser aus dem Körper geleitet, sondern auch Verspannungen werden gelöst und muskulären oder skelettalen Verletzungen wird vorgebeugt. Was bereits erwiesen ist, betrifft die Blutzirkulation: Diese wird auf kleinster Ebene (Mikrozirkulation) teilweise um das Vierfache gesteigert. Diese Wirkung hält auch für beinahe eine halbe Stunde nach der Behandlung an. Dadurch werden Hormone, Proteine, Sauerstoff und andere notwendige Stoffe vermehrt in die behandelte Region getragen, was zu einer Verbesserung des Hautbildes und zu einer gesteigerten Immunantwort führt. Außerdem wird auf diese Weise zusätzlich Wärme in den Körperbereich getragen und Nerven, Bänder, Muskeln und Bindegewebe haben eine erhöhte Heilungschance, was zu einer signifikanten Linderung der Schmerzen und der Verspannungen führt. Bei chronischen Schmerzerkrankungen tritt zudem bei wiederholten Behandlungen eine Versetzung der Schmerztoleranz zugunsten des Patienten auf, wodurch zukünftig eine höhere Belastbarkeit zu verzeichnen ist.

Der kosmetische Effekt ist sehr wahrscheinlich ebenfalls auf die gesteigerte Mikrozirkulation zurückzuführen. So werden durch die Behandlung die aus der Werbung bekannten „Kollagen-Polster“ wieder aufgefüllt, Einblutungen wie rote Flecken im Gesicht, am Hals und am Dekolleté werden aufgelöst, verstopfte und vergrößerte Poren werden gereinigt und verkleinert und das Hautbild wird jünger, straffer und gesünder. Sicherlich trägt das bei einer Gesichtsmassage mit der Gua Sha-Praktik aufgetragene, kosmetische Öl einen wichtigen Teil zur Hautregeneration bei.

Inwiefern es einen Placebo-Effekt gibt, kann nicht geklärt werden. Dennoch sollte dieser bisher oftmals abwertend genutzte Begriff rehabilitiert werden, da selbst bei erwiesenermaßen wirksamen Medikamenten auch ein Placebo-Effekt auftreten kann. Ebenfalls ist es möglich, dass allein die Tatsache, dass Sie sich Zeit für sich nehmen und Ihrem Körper etwas Gutes tun wollen, eine Wirkung im Bereich der Stressreduktion und Produktion von Glückshormonen erzielt. Die Wahrscheinlichkeit dieser

Theorie sollte durchaus beachtet werden, denn auch nach einem Urlaub oder einem Geschenk, welches man sich selbst gegönnt hat, sind wir entspannter als zuvor.

Alles in allem bleibt im Rahmen des Verständnisses der westlichen Medizin für die Traditionelle Chinesische Medizin weiterhin ein Teil des Mystischen erhalten, solange keine ausreichenden empirischen Nachweise und Erklärungen für die Wirkungsweise von Gua Sha vorliegen.

BEZÜGE ZUR HEILKUNDE

Weniger mysteriös ist die Wirkungsweise von Gua Sha für die fernöstliche Heilkunst. Zwar gibt es dort ebenfalls zu Teilen die Meinung, es sei nichts anderes als ein Hausmittel mit Placebo-Effekt, allerdings sind die Erklärungen zur Wirksamkeit schlüssig: Gua Sha soll über die Wechselwirkung/das Gleichgewicht von inneren und äußeren Einflüssen von außen nach innen wirken. Dabei spielen die energetischen Leitbahnen eine wichtige Rolle. Wie Sie noch sehen werden, durchlaufen diese Bahnen den gesamten menschlichen Körper. Jeweils einer dieser Meridiane ist für ein funktionales System zuständig. Auf dieser Grundlage beruhen ebenfalls andere Anwendungen wie Akupunktur oder Qi Gong. Diese Meridiane sind die Bahnen, in denen die körpereigene Energie Qi fließt. Sie können bereits mit der Stimulation weniger Punkte den Energiefluss steigern oder senken. So können Sie auch bei der Anwendung von Gua Sha beispielsweise an bestimmten Punkten am Knöchel Probleme mit der Niere oder mit anderen inneren Organen behandeln.

Gua Sha kann dementsprechend, je nach Geschwindigkeit, Körperstelle, Bewegungsrichtung und Intensität der Massage, den Energiefluss von seiner fehlerhaften Tendenz zurück zur richtigen Geschwindigkeit bringen und stellt auf diese Weise nicht nur das Gleichgewicht zwischen den Organen wieder her, sondern hilft auch dem Körperinneren, Schadstoffe und schlechtes (verbrauchtes) Qi an das Äußere abzugeben.

Es lässt sich also grundsätzlich sagen, dass Gua Sha die Ungleichgewichte ausbalancieren kann, die den menschlichen Körper krank machen. Gleichzeitig kann es aber auch als Präventivmaßnahme durchgeführt werden, um Ungleichgewichten zwischen den verschiedenen Organen und Energien vorzubeugen.

Der Körper als System

In der Traditionellen Chinesischen Medizin ist es unabdingbar, den Menschen als Gesamtkonstrukt zu betrachten. In dieser Heilkunde gibt es kein „Wir behandeln die Leber" oder „Heute kümmern wir uns um Ihre Schulter". Es gibt nur eine ganzheitliche Betrachtung des Patienten. Dazu gehören nicht nur intensive Gespräche, sondern auch umfangreiche Fragestellungen, die sich auf die gesamte Krankengeschichte des Patienten beziehen. Der Patient muss dabei seine Schmerzen oder Wehwehchen mit zahlreichen Adjektiven beschreiben, um deren genaue Natur zu erkunden, und auch im Detail auflisten, bei welcher Bewegung/ Tätigkeit die Symptome in welcher Intensität, an welcher Stelle und mit welchem Gefühl auftreten.

BALANCE AUF DER KÖRPERLICHEN EBENE

Der Grund dafür ist einfach: Jedes Gefühl, jedes Zipperlein, jede verheilte Wunde und jedes kranke oder gesundete Organ findet seinen Platz in der Behandlung. So ist es von großer Bedeutung, ob etwas zieht, sticht, drückt, pocht oder brennt, da diese Adjektive dem Arzt zeigen, welche Energie an welcher Stelle in welche Richtung gestört ist, damit er die Behandlung so ausrichten kann, dass exakt dieses Ungleichgewicht ausbalanciert wird.

Weiterhin geht die TCM davon aus, dass alle Körperteile miteinander in Verbindung stehen. Nicht nur die Leber und die Gallenblase arbeiten miteinander, sondern alle Organe untereinander befinden sich in einem gegenseitigen „Arbeitsverhältnis“, also in einem Gleichgewicht. Arbeitet die Gallenblase also nicht vollständig, so wird die Leber zuerst aus dem Gleichgewicht geraten. Da diese aber nicht nur ein wichtiger Speicher für Glykogen ist und darüber den Blutzucker steuert, sondern auch einen Teil der Entgiftung des Körpers vornimmt und daher mit dem Verdauungssystem zusammenarbeitet, das wiederum nicht nur in seinen Einzelteilen untereinander zusammenhängt, sondern für die Verarbeitung aller Speisen und den Abtransport unnötiger oder schädlicher Substanzen zuständig ist, gerät nach und nach der ganze Körper aus der Balance und dauerhafte Organschäden, Autoimmunerkrankungen oder chronische Symptome und Schmerzen können die Folge sein.

Zusätzlich dazu liegt laut Traditioneller Chinesischer Medizin auch jede Emotion in einem der Organe. Dementsprechend sind diese auch betroffen. Im Westen „geht es uns nicht gut“, wenn wir krank sind, in Fernost bedingt eine Störung der Leber Unausgeglichenheit, Dünnhäutigkeit und Reizbarkeit, da hier Wut und Zorn liegen, leidet das Herz, mangelt es an Freude, und so weiter. Diese Verbindung von Körper und Geist ist wechselseitig, so kann übermäßiger Zorn auch zu Leberschäden führen.

Um die Balance zu halten oder herzustellen, kann mithilfe der 5-Elemente-Lehre ein Konzept darüber erstellt werden, welches Element einen Mangel beim Patienten aufweist, welches im Übermaß vorhanden ist und welches vielleicht noch in Balance ist. Dabei geht es stets um Tendenzen, nicht um feste Werte. Dabei wird betrachtet, ob die Energien eher in das Übermaß oder in den Mangel gleiten, um auch die korrekte Dosierung der Gegenmaßnahmen einleiten zu können.

Hinzu kommen die Praktiken, die angewandt werden sollen, um dem Patienten zu helfen. Leidet der Patient beispielsweise an einer Dysbalance, die durch Kälte bedingt ist, kann Moxibustion eher helfen als bloße Akupunktur, da hierbei auch mit Wärme gearbeitet wird. Hat ein Patient hingegen eine entzündliche Erkrankung, beispielsweise im Handgelenk, so wird nicht mit Moxibustion oder scharfen Kräutern gearbeitet werden, da sonst noch mehr Wärme in den Körper gelangt und das Ungleichgewicht so verschlimmert wird.

Je nachdem, wie das Ungleichgewicht beschaffen ist, wird also mit verschiedenen Techniken, eventuell mit angepasster Ernährung oder mit Medikation und Bewegungsmustern gearbeitet. Auf diese Weise können die jeweilige Tendenz ausgeglichen und die Balance geschaffen werden, durch welche die Lebensqualität und Lebenserwartung gesteigert werden können.

SICH WOHLZUFÜHLEN BEDEUTET, GESUND ZU SEIN

Unserer westlichen Welt geht es immer schlechter. Man hört nur noch von Stress, Arbeit, Volkskrankheiten und davon, dass keiner mehr Zeit für sich und die Familie hat. Früher „mussten" Frauen sich entscheiden, ob sie Karriere oder Kinder wollen, mittlerweile gilt das auch beinahe gleichermaßen für Männer, denn diese werden immer mehr eingebunden in den Familienalltag und das lässt sich nicht mit jeder beruflichen Anstellung vereinbaren. Somit leidet die westliche Zivilisation an Kopf- und Rückenschmerzen, weil wir uns krumm arbeiten und uns den Kopf über Haus, Hof, Kinder und Beziehungen zerbrechen, an Zahnschmerzen, weil wir uns die Zähne an der Steuererklärung ausbeißen, und an allgemeinem Unwohlsein, weil unsere hektische Ernährung nicht die Nährstoffe liefert, die unser Körper bräuchte, um auch nur ansatzweise dem hiesigen Stresslevel Paroli zu bieten. Somit fühlen wir uns nicht nur wegen der Schmerzen unwohl, sondern auch wegen Übelkeit, Herzrasen und schlichtweg wegen mangelnder Erholung. In der fernöstlichen Heilkunst bedeutet all das jedoch, dass die Energien nicht mehr oder nur noch stockend fließen können. Wir sind blockiert durch den Zucker, das Fett, die Arbeit und den Schlafmangel. Dass daraus Krankheiten entstehen, die neu und unbekannt sind, ist nicht verwunderlich.

Krankheit gilt in der fernöstlichen Heilkunst als Ungleichgewicht der Energien. Wenn Sie sich schlaff und kraftlos fühlen und Ihr Immunsystem sehr angreifbar ist, kann das in einem Mangel an Yin begründet sein. Sind Sie hingegen überdreht, neigen zu entzündlichen Erkrankungen oder Ähnlichem, kann das im Überfluss des Yang begründet sein. Das aber nicht nur ein Ungleichgewicht vorliegen kann, werden Sie spätestens bei dem Thema Leitbahnen feststellen, denn ist ein Organ erkrankt, erkranken auch andere Organe, da diese untereinander auf die fehlerfreie Funktion der anderen angewiesen sind. Somit gilt es, die Balance aller Energien möglichst stabil zu halten. Sollten diese dennoch aus dem Gleichgewicht geraten, ist eine schnelle Intervention erforderlich, um schwere Konsequenzen zu vermeiden. Weiterhin ist die störungsfreie Funktion unserer Organe ebenfalls die Bedingung für einen gesunden Geist und umgekehrt. Wer an Depressionen erkrankt, hat auch häufig mit physischen Symptomen zu kämpfen, die in der westlichen Schulmedizin dann als psychosomatisch betrachtet werden und als nicht behandelbar gelten, außer durch eine Psychotherapie oder vergleichbare Ansätze.

Allerdings gibt es neben den emotionalen Faktoren auch noch zahlreiche weitere Einflüsse, die unser Gleichgewicht stören können. Sie haben bereits einen Einblick in die Ernährungslehre der Traditionellen Chinesischen Medizin erhalten:

- Ernähren Sie sich in einem Übermaß süß, bringen Sie die Milz aus dem Gleichgewicht.
- Ernähren Sie sich in einem Übermaß scharf, schaden Sie Ihrer Lunge.
- Ernähren Sie sich in einem Übermaß salzig, stören Sie den Energiefluss in den Nieren.
- Ernähren Sie sich in einem Übermaß sauer, schwächen Sie Ihre Leber.
- Ernähren Sie sich in einem Übermaß bitter, leidet Ihr Herz darunter.

Auch gilt es, sich Wetter und Klima durch ein gesundes Immunsystem und durch angepasste Kleidung nicht zu nahe kommen zu lassen. Hierbei bezieht sich die TCM auch auf die Einflüsse des „extima“ wie Kälte, Regen, Schnee, aber auch Sonne und UV-Strahlung und so weiter. Die Anpassung an die Wetterbedingungen durch angemessene Kleidung oder Sonnenschutz ersparen äußeres Ungleichgewicht, Verkühlung und Sonnenbrände, welche mindestens die äußeren Leitbahnen und damit die entsprechenden Organkreise schädigen können.

Zusätzlich dazu bedingt einen Teil des gesamten Gleichgewichts aber auch das Verhältnis zwischen Ihnen und der Umgebung und der Natur, Ihren Mitmenschen und auf spiritueller Ebene auch Ihrem Glauben oder dem Kosmos. Sie können sich noch so gesund ernähren, auf Ihren Körper achten, sich psychisch gesund fühlen und Sport treiben, all das hilft nichts, wenn Sie nebenbei Ihre Abfälle einfach auf die Straße werfen, immer unhöflich zu anderen Menschen sind oder andersherum stets von Personen umgeben sind, die Ihnen nur schaden (wollen). Manche kennen dieses Gleichgewicht auch als Karma, in der TCM ist es auch die Balance von inneren und äußeren Einflüssen. Um sich diesbezüglich gesund zu halten, sollten Sie aufmerksam, offen und höflich durch die Welt gehen oder sich gegebenenfalls von schlechtem Qi in Ihrer Umgebung trennen, um dessen Fluss nicht weiter negativ zu beeinträchtigen.

GESUNDHEIT BEGINNT IM KOPF

Wie Sie vielleicht bemerkt haben, habe ich im letzten Abschnitt das Wort „müssen" in Anführungszeichen gesetzt – Sie müssen schließlich gar nichts. Sie haben die freie Entscheidungsgewalt, was ein Privileg unserer Zivilisation ist. Sie können frei entscheiden, wann Sie was essen und wo Sie arbeiten, Sie sind verhältnismäßig flexibel durch Arbeitszeitmodelle, Gleitzeit und Teilzeitarbeit. Dennoch fühlen wir uns stets genötigt, die Prioritäten auf das Geldverdienen zu legen. Warum? Weil Geld vermeintlich die Existenzgrundlage ist. Vermeintlich deshalb, weil Geld, wenn überhaupt so weit oben, erst an zweiter Stelle stehen sollte. Viel wichtiger ist Ihre Gesundheit, denn wenn Sie krank sind, können Sie weder Geld verdienen noch dieses ausgeben, denn wer geht schon gern mit Fieber einkaufen? Daher ist es notwendig, dass eine Umstellung in den Köpfen vorgenommen wird. Zahlreiche Mitglieder der neueren Generationen sind bereits dabei und steigen von der Einstellung „YOLO" (You only live once) um auf „Healthness", einen gesunden Lebensstil, dessen Wortkreation nicht mit „Healthiness" (Gesundheit) zu verwechseln ist. Hierbei geht es nicht nur um die Leibesübungen, die noch im letzten Jahrhundert auf jedem Stundenplan standen, sondern um gesunde Ernährung, die nach Möglichkeit Fair-Trade, Low- oder besser No-Waste sowie pflanzen-basiert und ohne Zusatzstoffe ist, was auch für Kosmetikprodukte gilt. Der massive Aufschwung von Gesundheits-Apps mit Tracking und Monitoring der Ess-, Schlaf- und Bewegungsgewohnheiten der Nutzer und die rapide Zunahme an Produkten, Möglichkeiten, Büchern und Artikeln zu diesen Themen belegt das. Aber wenn wir schon mit Dingen wie Paleo-Ernährung wahrlich zurück zu den Wurzeln gehen, dann müssen wir dort beginnen, wo alles angefangen hat: im Kopf.

SYMBOLIK DER KRANKHEITEN

Sie kennen sicherlich eine Menge Sprichwörter, die mit dem Körper zusammenhängen. Hier ein paar derjenigen, die ich Ihnen zum Thema „Krankheit als Symbolik“ näher erläutern möchte:

- Sich den Kopf zerbrechen.
- Die Zähne zusammenbeißen.
- Sich die Augen aus dem Kopf weinen.
- Kalte Füße bekommen.
- Sich ein Bein ausreißen.
- Die Nase voll haben.
- Den Kopf in den Sand stecken.
- Sich die Finger verbrennen.
- Sich um Kopf und Kragen reden.
- Den Boden unter den Füßen verlieren.
- Etwas bis zum Hals stehen haben.
- Jemandem fällt ein Stein vom Herzen.
- Sich etwas zu Herzen nehmen.
- Viel um die Ohren haben.
- Etwas schnürt jemandem den Hals zu.
- Etwas im kleinen Zeh/Finger spüren.
- Etwas schlägt jemandem auf den Magen.

Leider sind dies beinahe alles negative Phrasen, aber Krankheiten gehören leider selten zu den positiven Dingen des Lebens. Die Ursprünge dieser Sprichwörter liegen in den Symptomen, die man durch emotionale Stresssituationen erhält. Es ist unumstritten, dass auch äußere Einflüsse wie mangelhafte Ernährung oder Bewegung, Schadstoffe wie Pilzsporen oder

Umweltgifte, genetische Veranlagung und Ähnliches ursächlich für Krankheiten sind und sein können, aber das trifft nicht auf alle Erkrankungen zu. Nicht nur psychische Erkrankungen, sondern auch psychosomatische Erkrankungen sind mittlerweile bei jedem Arzt im Wartezimmer an der Tagesordnung.

Ein einfaches Beispiel stellen Kinder dar: Wenn ein Kind weiß, dass eine unangenehme Situation bevorsteht, die diesem entweder Angst macht, Sorge bereitet oder bei ihm ähnliche, negative Gefühle hervorruft, kann es passieren, dass das Kind ernstlich erkrankt. Meist handelt es sich dabei um Übelkeit, aber auch zahlreiche Fälle von Fieber und Kopfschmerzen sind bekannt, die bei Kindern dann auftreten, wenn eine Prüfung, ein Auftritt, ein Treffen mit einer ungeliebten Person bevorsteht oder das Kind einer Stresssituation wie einer Trennung oder Misshandlungen ausgesetzt ist. Der Körper des Kindes reagiert mit messbaren, physischen Symptomen auf die Situation und entzieht das Kind auf diese Weise der Belastung.

Zwar verlieren wir mit steigendem Alter meist die Fähigkeit, uns auf diese Weise jedem Stress zu entziehen, allerdings nicht vollständig. Wir werden resistenter gegen emotionale Belastungen und lernen, diese besser zu verkraften und zu verarbeiten. Dennoch kommt es in der stressigen Zeit, in der wir mittlerweile leben, zu immer mehr Herausforderungen mit Stresssymptomen. Die bekanntesten dürften Magengeschwüre, Spannungskopfschmerz und das Burnout-Syndrom sein. Das bedeutet nicht, dass Sie sich gesund denken können, aber eine positive Einstellung zu den Herausforderungen des Lebens kann Sie nicht nur mit einer gewissen Resilienz ausstatten, sondern auch Ihr Immunsystem stärken. So sind gestresste Menschen erwiesenermaßen häufiger krank als entspannte Personen, was nicht nur auf eine ungesunde (da hektische) Ernährung zurückzuführen ist, was Ihnen das letzte Kapitel hinreichend erklärt hat.

In der Traditionellen Chinesischen Medizin wird auch erfragt, wie die Lebensumstände des Patienten sind. Lebt er in einer glücklichen Beziehung, hat er Ärger am Arbeitsplatz, sind die Familienverhältnisse ausgeglichen oder gibt es gerade Streit? Auch wird das allgemeine Befinden des Patienten abgefragt: Treten häufiger kleine Wehwehchen auf, die der Patient bisher nicht ernst genommen hat, weil diese nach kurzer Zeit wieder verschwinden? Ist er häufiger erkältet oder gibt es chronische Erkrankungen? All das deutet auf weitere Herausforderungen hin und jeder Hinweis hilft Ihrem Arzt, Sie genau in die Leitkategorien einzustufen.

Wie die oben genannten Phrasen zeigen, reagiert der Körper auf alle Empfindungen mit bestimmten Symptomen. Wenn wir in einer angsterfüllenden, bedrohlichen Situation sind und sich uns der Hals wahrlich zuschnürt, dann liegt das an der Aktivierung des Sympathikus, der unseren Flucht- oder Kampfreflex, ein Erbe aus grauer Vorzeit, als wir noch in Höhlen lebten, steuert. Die Atmung wird flacher, der Fokus des Gehirns legt sich auf die vermeintliche Bedrohung und der Puls wird erhöht. Uns wird übel, wenn wir vor einer beunruhigenden Situation stehen, denn der Körper nutzt alle Reserven, um die Konzentration, die schnellere Atmung und den erhöhten Puls zu gewährleisten – Verdauung ist dann Nebensache.

Meine Hausärztin erklärte mir vor einigen Jahren, dass es nicht verwunderlich wäre, wenn mein Nacken stets verspannt sei. Ich hätte in meinem Leben so oft den Kopf einziehen müssen, metaphorisch betrachtet, dass ich wahrhaftig den Kopf dauerhaft zwischen die Schultern zöge, was wiederum eine Fehlhaltung und damit eine schmerzhafte Verspannung mit sich brächte. Da ich sonst, laut meines Orthopäden, keinerlei Herausforderungen in den Beriechen Knochenbau und Muskulatur hatte und auch mein Kiefer nicht durch eine Fehlstellung diese Verspannung verursacht haben konnte, achtete ich fortan darauf, nicht mehr ständig den

Kopf einzuziehen. Ich ging aufrechter, saß aufrechter und wenn jemand etwas Gemeines oder Unfaires in meiner Gegenwart tat, sagte ich dieser Person meine ehrliche Meinung über ihr Fehlverhalten. Ich hörte also auf, meine Frustration hinunterzuschlucken und meine Muskulatur entspannte sich mit der Zeit. Sicherlich machte ich auch einige zusätzliche Übungen, nutzte Wärme und Gua Sha-Massagen zur Lockerung, da ich doch schon über längere Zeit stets den Kopf eingezogen hatte, aber seither ist diese Herausforderung nicht mehr aufgetreten.

Dies ist nur ein leichtes Beispiel von Krankheiten, die unsere Körper als Symbol für ein Ungleichgewicht an den Tag legen. Das genannte Beispiel mit den Kindern funktioniert auch noch im Erwachsenenalter: Denken Sie einmal an das letzte aufregende Ereignis, auf das Sie sich vorbereitet haben. Vielleicht war es ein wichtiger Vortrag vor einem Kunden, die Geburt Ihrer Kinder oder Enkel, Ihre Hochzeit oder auch die Hochzeit Ihrer Kinder. Die Symptome, die der Körper in solchen Situationen zeigt, sind immer die gleichen: Kalte Füße, da das Blut im Oberkörper gebraucht wird, um die wichtigen Organe mit Sauerstoff zu versorgen, hauptsächlich, weil das Herz in höherer Frequenz arbeitet und das Gehirn für die Konzentration mehr Sauerstoff benötigt. Man verspürt einen Druck auf Brust und Hals, die Hände werden kalt und feucht, die Ohren möglicherweise heiß und rot, da einem das Blut wahnsinnig schnell in den Kopf schießt. Alles nur kleine Stresssymptome, die nach der Situation schnell wieder abflauen.

Was ist aber, wenn Sie regelmäßig einer bestimmten Stresssituation ausgesetzt sind? Stellen Sie sich vor, Sie haben einen Kollegen im Büro, der nie sein Geschirr in der Büroküche wegräumt. Sie haben ihn bereits mehrfach darum gebeten, wenigstens alles in den Geschirrspüler zu räumen, aber er tut es einfach nicht. Spätestens nach dem vierten oder fünften Mal beginnen Sie, sich darüber aufzuregen. Sie werden wütend. Auf Ihrer

Stirn bildet sich eine Zornfalte, Ihre Muskeln spannen sich an, hauptsächlich die der Arme, des Gesichts (wegen des verkniffenen Ausdrucks) und des Nackens. Sie räumen die Sachen des Kollegen also erneut selbst weg und gehen wütend und schlecht gelaunt nach Hause. Vielleicht ist nun Wochenende oder Sie oder der Kollege sind ein paar Tage nicht im Büro, aber am nächsten Arbeitstag räumt er wieder sein Geschirr nicht weg, Sie werden wieder wütend, Sie sprechen wieder mit ihm, aber nichts bessert sich. Nun sind Sie also stets dabei, sein Geschirr wegzuräumen, vielleicht haben Sie mit Ihrem Vorgesetzten gesprochen, vielleicht nicht, aber eine Besserung tritt nicht ein.

Nun gewöhnt sich Ihr Körper also an diese Aufregung, Sie sind jedes Mal etwas weniger wütend, aber glücklich wird Sie dieser Vorgang nicht machen. Dann, als Sie eines Tages noch, eigentlich schon nach Feierabend, wieder das Geschirr des Kollegen wegräumen, kommt eine andere Kollegin mit Ihrer Kaffeetasse in die Küche. Sie sieht, dass Sie das Geschirr gerade einräumen, und stellt Ihre Tasse einfach dazu, sagt „Danke" und entschwindet in Ihren wohlverdienten Feierabend. Das setzt dem Ganzen nun die Krone auf. Sie werden richtig wütend. Ihre Nasenflügel blähen sich, Sie schnauben beinahe, Ihr Puls rast. Dass die Kollegin es eilig hatte, weil Sie ihre Tochter bei deren erster Ballettaufführung nicht verpassen möchte, tut dabei nichts zur Sache. Sie hat Ihnen einfach das Geschirr hingestellt und Ihr Körper ist auf 180.

Die Geschichte kann noch einige Zeit so weitergehen, alternativ können Sie Kinder einsetzen, die ihre eigenen Zimmer nicht aufräumen, Ihren Partner, der immer seine Socken überall herumliegen lässt, Ihre Frau, die das Auto nie richtig parkt oder andere typische oder untypische Störfaktoren, die Sie in Ihrem Leben beeinflussen. Wichtig dabei ist nur, dass Ihr Körper ein Gedächtnis hat – nicht nur ein Schmerzgedächtnis, dass auch ohne erkennbaren Auslöser uralte Schmerzen wieder aufleben lassen kann (denken Sie an Leute, deren Narben bei Wetterwechsel schmerzen), sondern auch ein Symptomgedächtnis. Es besteht also die höchstwahrscheinliche Möglichkeit, dass Sie Herzrasen, einen erhöhten Blutdruck oder Kopfschmerzen davon bekommen, wenn Sie sich oft und/oder wiederholt zu den gleichen Gegebenheiten aufregen/fürchten/sorgen. An dem erzählten Beispiel geschieht das folgendermaßen: Sie räumen das Geschirr wiederholt ein, wobei sich Ihre Rage nach und nach verringert, weil Sie sich daran gewöhnen. Ähnlich wie beim Sport ist also Ihre Belastungsgrenze erweitert worden und Sie verkraften mehr als zuvor. Nun, da die Kollegin aber einen zusätzlichen Stressfaktor mit einbringt, der Sie auch noch direkt an den anderen Kollegen erinnert, steigt Ihre Wut wieder an, die entsprechenden Körperreaktionen steigen ebenfalls. Dies kann über längere Zeit dazu führen, dass Ihr Körper es für „normal" hält, wenn Sie einen erhöhten Blutdruck haben. Auch Ihre Muskulatur wird sich an die Anspannungen erinnern und diese bei ständiger Wiederholung als normal empfinden und beibehalten oder sie krampfhafter und energischer durchführen. Der dauerhaft erhöhte Puls zieht den Blutdruck mit sich, Sie leiden an erhöhtem Blutdruck. Die ständig angespannte Gesichtsmuskulatur verkrampft und verspannt sich und sorgt für Kopfschmerzen.

In Bezug auf die Traditionelle Chinesische Medizin geht es bei Krankheiten um gestörte Energieflüsse. Diese finden Sie auch im oben genannten Beispiel wieder. So ist der erhöhte Blutdruck eine Überfunktion des Xue. Die Tatsache, dass Sie sich oben Ihren Abend und damit auch die Nacht mit Ihrer Wut ruinieren, stört das Gleichgewicht zwischen Yin (der Nacht) und Yang (dem Tag) und somit entsteht ein Mangel an der weiblichen, der ruhigen Seite. Dieses Ungleichgewicht kann aus vielerlei Gründen entstehen, nicht nur, wenn Sie häufig den gleichen Ärger haben, sondern auch, wenn Sie einen großen Teil Ihres Tages mit „leerer Materie" füllen. Die leere Materie meint hierbei Dinge, Tätigkeiten, Personen, Nahrung und alles, was Sie umgibt, was Sie nicht erfüllt, Ihrem Leben keinen Sinn verleiht und Sie nicht glücklich macht. Sicherlich, wir alle müssen hier und da Aufgaben nachgehen, die wir nicht als Traumjob ansehen würden. Das gehört zum Leben – und zum Gleichgewicht – dazu. Aber es ist wichtig, dass Sie für jede nicht-erfüllende Tätigkeit einen Ausgleich schaffen, damit Ihr Tag nicht mit schlechter Laune beginnt und/oder endet. Wenn Sie über Tage, Wochen oder Monate hinweg fast jeden Tag hauptsächlich mit einer Tätigkeit verbringen, die Sie nicht erfüllt, so Dr. Günther Dahlke, dann werden Sie krank. Aus Sichtweise der Traditionellen Chinesischen Medizin hat er damit einen wichtigen Aspekt erfasst: Die emotionale Lage eines Menschen bestimmt seine Gesundheit. Haben Sie übermäßig oft mit negativen Gefühlen zu kämpfen, unabhängig von Depressionen oder anderen psychischen Erkrankungen, so werden Sie in absehbarer Zukunft mit Sicherheit krank werden – psychisch oder physisch. Der beispielhafte erhöhte Blutdruck sei da nur als eine Möglichkeit genannt.

Daher ist es von großer Bedeutung, dass Sie Ihr eigenes Leben und alle beteiligten Aspekte reflektieren. Sobald Sie dies getan haben und wissen, wo Ihr Leben und Ihr Körper im Ungleichgewicht sind, sollten Sie entsprechende Maßnahmen ergreifen, um die Balance wiederherzustellen. Nur so können Sie Ihr Leben bestmöglich gestalten und auch das Bestmögliche für sich herausholen. Immerhin haben Sie (möglicherweise) nur das eine Leben, es wäre sehr schade, wenn Sie es damit zubrächten, sich unwohl zu fühlen. Daher ist der erste Schritt, sich seiner Dysbalancen bewusst zu werden, der zweite Schritt, einen Weg zu finden, diese auszubalancieren und der dritte, diesen Weg zu gehen. Immer mehr Menschen verstehen das und setzen es um. Oftmals führt der erste Weg zu einem

Arzt, besonders, wenn sich bereits körperliche Symptome durch die Unausgeglichenheit bemerkbar machen. Unsere westliche Medizin kann leider meist erst dann helfen, wenn es akut ist, wenn bereits ein schwerwiegender Schaden eingetreten ist. Darin begründet liegen das erhöhte Interesse und der stetig wachsende Zulauf bei der TCM und anderen alternativen Heilmethoden. Hier finden sich diverse Mittel und Wege, um den Supergau – oder wenigstens eine kleinere Katastrophe – zu verhindern, anstatt hinterher aufräumen zu müssen.

DIE HAUT ALS SPRECHENDES ORGAN

Glücklicherweise haben wir bei der Suche nach unseren Dysbalancen einen großartigen Helfer: Die dank unserer geringen Körperbehaarung gut sichtbare Haut. Sobald Sie einen TC-Mediziner aufsuchen, werden Sie erstaunt sein, wie genau er sich Ihre Haut und Ihren Mundinnenraum betrachtet. Wir benutzen Begriffe wie aschfahl, grün im Gesicht, kreidebleich oder Schamesröte, um unsere Gesichtsfarbe zu beschreiben, aber unsere Haut kann noch so viel mehr als nur auf Übelkeit, Müdigkeit oder Peinlichkeit hinzuweisen. Das Gute ist: Die Haut ist nicht der größte Teil unserer äußeren Verteidigungsanlagen gegen Viren, Bakterien und andere Eindringlinge, sie zeigt auch an, wenn im Inneren etwas nicht in Ordnung ist, diese Tatsache trifft sowohl auf organische/physische Probleme als auch auf emotionale Beschwerden zu.

Was unsere Augen aussagen

Mitesser und Hautunreinheiten zwischen den Augenbrauen: Eine mögliche Entzündung der oberen Atemwege oder Stimmbänder liegt vor, auch ist ein Übermaß an Wärme in der Lunge.

Fältchen zwischen den Augenbrauen: Schwaches Lungen-Qi und -Xue.

Akne und Mitesser in den Augenwinkeln: Überhitzer Magen, Magen und/oder Milz weisen Fehlfunktionen/Disharmonien auf.

Lang anhaltende/dauerhafte dunkle Augenringe: Vorwarnung für gynäkologische Beschwerden, wichtiges Merkmal der (absoluten) Erschöpfung, schlechte Schlafgewohnheiten.

Deutlich sichtbare Tränensäcke: Geschwächtes Magen- und/oder Milz-Qi, begleitend können Appetitlosigkeit und Verdauungsbeschwerden auftreten.

Dunkle Verfärbung am Außenwinkel der Augen: Muskelverspannungen oder Überlastungen im Bereich des Nackens und der Schultern, zusätzlich können in diesen Bereichen vermehrt Schmerzen auftreten.

Matte und dunkle Haut: Das Nieren-Qi ist geschwächt, möglicherweise liegen Menstruationsbeschwerden vor, der Schlafrhythmus ist gestört und es wird vermehrt Müdigkeit bemängelt.

Zahlreiche Fältchen zwischen den Augen: Das Qi und Xue des Herzens sind stark beeinträchtigt.

Blässe zwischen den Augen: Das Herz-Qi ist schwach, geistige Erschöpfung kann hinzukommen.

Krähenfüße: Der Fluss des Qi im gesamten Gallenblasenmeridian ist stockend/unzureichend.

Fältchen im Außenwinkel der Augen, unabhängig von Krähenfüßen: Der Oberkörper befindet sich in geschwächtem Zustand, möglicherweise ist die Schultermuskulatur entzündet oder stark beansprucht.

Geschwollene Augen: Übermäßiges und fettiges Essen

Dunkle und stumpfe Haut rund um die Augen: Möglicherweise sind dunkle Äderchen sichtbar, die Nieren sind geschwächt, möglicherweise kommt eine Störung des Monatszyklus dazu.

Was unsere Stirn aussagt

Dunkle, stumpfe Haut: Die TCM erkennt hier ein unterfunktionales Nieren-Qi, schlechten Sauerstoffzufluss zum Gehirn und ein geschwächtes Yang. Mögliche Symptome sind Müdigkeit, ein Gefühl des Ausgebrannt-Seins und geistige Ermüdung.

Stark sichtbare, grünlich-bläuliche Adern: Unzureichender, stockender Fluss des Xue im Nacken- und Kopfbereich, länger andauernde Müdigkeit und ein angespannter Zustand des Geistes sind dessen Symptome.

Zahlreiche Falten auf der Stirn: Das Hirn-Qi und -Xue fließen nicht richtig, physische und mentale Müdigkeit sind an der Tagesordnung.

Hautunreinheiten und Mitesser: Magen, Leber und Lunge sind überhitzt, die Leber hat Probleme damit, alle Giftstoffe abzuarbeiten. Ein dauerhaft gestresstes Gefühl ist deutlich merkbar und man leidet an Schlafstörungen. Das weltliche Qi in Form von Flüssigkeit kann nicht ausreichend aufgenommen und umgesetzt werden oder wird zu wenig zugeführt (Trinken Sie mehr!).

Was unsere Wangen aussagen

Rötlich-matte Farbe mit Hautunreinheiten (vorn): Stau des Qi- und Xue-Flusses auf dem gesamten Herzmeridian, Hitze sammelt sich im Dünndarm an, als Nebeneffekt können Sie launisch und leicht aus der Ruhe zu bringen sein.

Sichtbar werdende, feine rote Linien (vorn): Schwaches Herz-Qi, Stockung der Herz-Xue.

Dunkle Verfärbungen (vorn): Die Blutzirkulation erlebt eine Stagnation, das Verdauungssystem ist aller Wahrscheinlichkeit nach geschwächt, das Herz-Qi hat ebenfalls eine Unterfunktion.

Dunkle Verfärbungen, stumpfe Flecken oder Altersflecken (seitlich): Geschwächtes Nieren-Qi, gestörter Stoffwechsel.

Hautunreinheiten und Akne (seitlich): Dünndarm und Magen haben zu viel Hitze, Schadstoffe stauen sich im Verdauungssystem, ein Übermaß an Süßigkeiten und allgemein schlechtes Essverhalten können die Ursache sein.

Was unser Kinn aussagt

Stumpfe Haut (mittig): Schwaches Nieren-Qi, Herausforderungen im Bereich der hormonellen Balance/Produktion, Übermaß an Yin (als Ruhe) in der Gebärmutter. Bringt unregelmäßigen Monatszyklus und Schmerzen an der Taille mit sich.

Waagerechte Falten (mittig): Die Niere ist geschwächt, Hämorrhoiden und eine schmerzende Taille können begleitend erscheinen.

Rote Färbung, Hautunreinheiten und Akne (mittig): Hormonelle Störungen in Verbindung mit Erkrankungen der Eierstöcke und unregelmäßiger Blutung.

Grünlich-bläuliche Adern (mittig): Auslöser können rheumatische Beschwerden in der unteren Körperhälfte sein, aber auch mangelnde Energie und Schmerzen in Taille und Knien.

Stumpfe oder dunkel gefärbte Haut (seitlich): Die untere Hälfte des Körpers ist schlecht durchblutet, es kommt zu Verdauungsstörungen und erhöhtem Kälteempfinden.

Zahlreiche Fältchen und schlaffe Haut (seitlich): Ein geschwächtes Verdauungssystem als Folge oder Ursache eines geschwächten Milz-Qi, Schwächegefühle im unteren Körperbereich.

Stumpfe Haut, Hautunreinheiten und Akne (seitlich): Die Elemente Feuer und Wasser überwiegen innerhalb des Verdauungssystems, möglicherweise wegen zu scharfem, salzigem Essen.

Was unser Mund aussagt

Akne und Hautunreinheiten im Mundbereich: Hitze und Energie-Stockungen in den Verdauungsorganen, möglicherweise wegen falscher/mangelhafter Ernährung.

Fältchen im Mundwinkel: Warnung vor beginnenden Magenerkrankungen, geschwächtes Magen-Qi.

Leuchtend rote Lippen (Gesamtbild): Anzeichen für Fieber oder Entzündungen der Atemwege.

Violette Lippen (Gesamtbild): Sauerstoffmangel oder Vergiftung, stockendes Herz-Xue.

Blasse Lippen (Gesamtbild): Unter-/Mangelernährung, allgemeine Schwäche des Xue als Ursache für kalte/frierende Extremitäten.

Schwärzliche Lippen (Gesamtbild): Stark geschwächte Nierenfunktion als Ursache oder Folge eines fehlerhaften Verdauungsprozesses.

Blasse oder grünlich wirkende Oberlippe: Yin-Überfluss im Dickdarm, Schwäche der Eierstöcke oder ein gestörter Sexualtrieb, Völlegefühl, Blähbauch, Durchfall oder Verstopfung können ebenfalls auftreten.

Stumpf rote Oberlippe: Überfluss an Yang im Dickdarm, unregelmäßiger Menstruationszyklus, Vorwarnung für Erkrankungen der Eierstöcke, zusätzlich kann schlechter Atem hinzukommen.

Fältchen in der Oberlippe: Schwaches Dickdarm-Qi, warnt ebenfalls vor ernstlichen Erkrankungen der weiblichen, inneren Geschlechtsorgane.

Dunkle Verfärbung der Oberlippe: Überfluss an Yin/Ruhe im Dickdarm, Kennzeichen für den Beginn ernster Erkrankungen der Eierstöcke, nebenher können Verstopfung und unregelmäßige Monatsblutungen auftreten.

Blass-weißliche Unterlippe: Anzeichen für zu viel Yin im Magen, kann zu Appetitlosigkeit und Leeregefühl sowie Schmerzen im Bauchraum führen.

Rote Unterlippe: Übermäßiges Yang im Magen, mögliche Magenschleimhautentzündung, Bauchschmerzen.

Vergrößerte, dunkel verfärbte Äderchen unter der Zunge: Die Adern unterhalb der Zunge sind ein Abbild der Koronararterien und daher ein Frühwarnsystem, falls es dort zu Stockungen oder Schwächen kommt.

Was unsere Schläfen aussagen

Zahlreiche Fältchen: Leber und Gallenblase melden einen unzureichenden Fluss der Energien Qi und Xue, möglicherweise ist die Dysfunktion der Organe bereits spürbar.

Geschwollene, dunkel verfärbte Adern: Niedriger Blutdruck oder anderweitig begründeter Mangel an Durchblutung, betrifft auch eine stockende Funktion der Leber und Gallenblase, Schwindelgefühl, Kopfschmerzen und mentale Schwäche können begleitend auftreten.

Mitesser und Akne: Leber und Gallenblase sind überhitzt, Schlaflosigkeit und ein schlechter, herber Geschmack im Mund können hinzukommen.

Dunkle, stumpfe Haut, eventuell mit dunklen Verfärbungen: Leber und Gallenblase kämpfen um ihre Funktionalität, Schlaflosigkeit oder übermäßiges Träumen treten als Begleiterscheinung auf.

Was unsere Nase aussagt

Fältchen auf dem Nasenrücken: Schwaches Leber- und Nieren-Qi, Schmerzen und/oder Fehlstellungen der Wirbelsäule, Schmerzen in den seitlichen Bauchbereichen.

Rote Nase: Yang-Überfluss in Magen und Milz, übermäßiger Alkoholkonsum

Dunkle Äderchen: Durchfall, Blähungen und Bauchschmerzen

Stumpf-wirkende, grünliche Nasenspitze: Yin-Überfluss in der Milz, Kältegefühl im Bauch und kalte Extremitäten.

Dunkle Verfärbungen und stumpfes Hautbild an den Seiten: Geschwächtes Magen-Qi führt möglicherweise zu längerem Durchfall und einem stark geschwächten Verdauungssystem unter Beeinträchtigung aller beteiligten Organe.

Akne und Hautunreinheiten an den Nasenflügeln/Seiten: Erhöhte Einnahme ungesunder Öle und Fette.

Gua Sha in der Praxis

Immer häufiger bieten Alternativmediziner auch Gua Sha an, besonders dann, wenn diese sich bereits mit der Methode des Schröpfens vertraut gemacht haben. Auf YouTube und Instagram häufen sich die Influencer, die für die Anwendung von Gua Sha die Werbetrommel rühren, besonders im Bereich der kosmetischen Pflege. Firmen stellen spezielle Cremes und Öle, aber auch zahlreiche Werkzeuge für die Durchführung von Gua Sha aus. Aber was ist für Sie das richtige Tool und das richtige Öl? Worauf sollten Sie achten und welche Körperregionen außerhalb des Gesichts können behandelt werden? Gern zeige ich Ihnen die Möglichkeiten, die dieser Teil der fernöstlichen Volksheilkunde eröffnet, damit Sie umfassend informiert sind und das für sich beste Zubehör auswählen können.

HEILSTEINE UND IHRE WIRKUNG

Eine eigene Wissenschaft ist die heilende Kraft der Steine, die ebenfalls einen Teil der fernöstlichen Heilkunde darstellt. Allerdings gehört dieses Wissen nicht zu den fünf Säulen der Traditionellen Chinesischen Medizin, darf aber beim Thema Gua Sha gern berücksichtigt werden, da einige Werkzeuge aus Steinen hergestellt werden. Möglicherweise wird bei einer professionellen Gua Sha-Behandlung das Werkzeug nicht nach Ihrer Lieblingsfarbe, sondern nach Ihren Beschwerden ausgesucht?

Bei den Heilsteinen handelt es sich um Halbedelsteine, die auch in anderen Bereichen, beispielsweise in der Astrologie, eine Rolle spielen können. Im asiatischen Raum wird diesen Steinen eine große Bedeutung beigemessen, da diese einen Teil des irdischen Qi mit sich bringen. So wie jedes menschliche Organ einen eigenen Qi-Fluss hat, so hat auch jeder der Heilsteine eine eigene Energie. Diese kann er, wenn der richtige Stein ausgewählt wird, an den Patienten übertragen und damit die gestauten oder schwachen Qi-Zustände bessern.

Es gibt verschiedene Anwendungsmethoden, darunter nicht nur die Verarbeitung der Steine zu Werkzeugen, Schmuck oder Deko-Artikeln, sondern auch die Verwendung als Massagesteine, energetische Reiniger für Räumlichkeiten, Akupressur-Steine, als Heilelixiere und Wässerchen sowie zur energetischen Optimierung von Ölen und Salben. Im Fall von Gua Sha werden hauptsächlich Rosenquarz oder Jade für die Herstellung der Tools verwendet. Sofern Sie die Kräfte dieser Steine nutzen möchten, achten Sie darauf, dass es echte Steine sind, denn Imitationen haben nicht einmal einen Placebo-Effekt, da ihnen keinerlei brauchbares Qi innewohnt. Ich möchte Ihnen nun die Eigenschaften der gängigen Heilsteine vorstellen, aus denen ebenfalls Gua Sha-Werkzeuge hergestellt werden und erhältlich sind. Damit die Heilsteine Ihnen lange ihre Wirkung darbieten können, erhalten Sie jeweils einen kurzen Hinweis dazu, wie das Qi der Steine aufgeladen werden kann.

Rosenquarz

Der sehr oft genutzte Kristall sieht nicht nur gut aus, er ist auch der Herzensstein, den Amor auf die Erde brachte, um den Menschen Liebe zu schenken. Aber abgesehen von antiken Mythen gilt er als beruhigend und entspannend, weshalb sich ein Gua Sha-Werkzeug aus Rosenquarz insbesondere für den Herzmeridian und zur Anwendung gegen Stresszustände anbietet. Um das Qi des Steins aufzuladen, sollte er nachts neben einem Bergkristall gelagert werden.

Jade

Jade gibt es in diversen Farben. Den höchsten Bekanntheitsgrad hat dabei sicherlich die grüne Jade, was auch der chinesischen Kultur zu verdanken ist, da Jade hier eine vielfältige Symbolik hat. Der Stein eignet sich besonders für die Reinigung, also für die Anwendung im Gesicht und bei der Absicht, Schadstoffe aus dem Körper auszuleiten. Sonne wirkt schädlich auf den Jadestein, weshalb Sie die Aufladung nur nachts in einer Amethyst-Druse (unbearbeitete Ansammlung der Kristalle) vornehmen können.

Lapislazuli

Der Stein, der durch sein strahlendes Ultramarinblau immer aus der Menge hervorsticht, ist der Lapislazuli. Je nach Zusammensetzung hat er eine andere Marmorierung. Neben seiner Fähigkeit der spirituellen Erleuchtung wirkt er jedoch auch besonders gut gegen entzündliche Erkrankungen, besonders bei Atemwegsinfektionen, und sollte bevorzugt genutzt werden, wenn Herausforderungen mit dem Monatszyklus bestehen. Seine erwähnte Wirkung auf den Geist hilft auch bei psychischen Erkrankungen, weshalb Sie auf diesen Stein umsteigen sollten, wenn Sie Gua Sha gegen Depressionen nutzen möchten. Wenn Ihnen für die Aufladung kein Bergkristall zur Verfügung steht, kann der Lapislazuli auch durch kosmisches Qi aus der Sonnenstrahlung aufgeladen werden.

Schwarzer Obsidian

Wenn Ihre Symptome auf ein geschwächtes Qi im Herzmeridian und auf niedrigen Blutdruck hindeuten, dann ist Obsidian der Stein, aus dem Sie neue Energie schöpfen können. Er wirkt kräftigend und liefert neue Energie, auch für den Geist, beispielsweise, wenn Sie mit Entscheidungsschwierigkeiten kämpfen oder unter mangelndem Selbstbewusstsein leiden. Der Obsidian entlädt sich unter fließendem Wasser, daher sollten Sie Ihr Werkzeug nach jeder Anwendung gründlich reinigen und zum Aufladen in die Sonne legen.

Amethyst

Das helle Violett des Heilsteins wirkt nicht nur bei dessen Ansicht beruhigend, auch sein Qi bringt diese Wirkung mit sich. Er hilft besonders bei Traurigkeit, aber auch bei der Suchtbekämpfung kann er eine große Unterstützung sein. Seine physischen Wirkungen beziehen sich vor allem auf die Stärkung des Immunsystems und das Lösen von Verspannungen. Er ist also ein idealer Begleiter, wenn Ihnen Rosenquarz nicht ausreicht. Sein Qi lädt sich wieder auf, wenn Sie den Stein nachts mit Hämatit in Berührung bringen, Sonneneinstrahlung entlädt den Stein und macht ihn unwirksam.

Aventurin

Aventurin kann für das ungeübte Auge leicht mit grüner Jade verwechselt werden. Bezüglich der Wirkung ist dies jedoch nicht tragisch, da sich die beiden durchaus ähneln. Aventurin eignet sich für die Behandlung von kosmetischen Bedürfnissen ebenfalls, da er eine beruhigende Wirkung auf die Haut hat. Psychisch wirkt er belebend und steigert die gute Laune, außerdem kann seine Nutzung besonders gegen Angstzustände oder stressbedingte Symptome helfen. Um sein Qi aufzuladen, legen Sie den Stein einige Zeit in die Sonne.

Rauchquarz

Der braune Stein wirkt gegen Depressionen und mentale Entkräftung, kann aber im körperlichen Bereich auch bei Stresssymptomen wie Schwitzen, Nervosität und Appetitlosigkeit helfen. Da er sich unter fließendem Wasser entlädt, sollte er nach jeder Anwendung in der Sonne sein Qi aufladen.

Türkis

Der Türkis hilft bei Hauterkrankungen und kann die Behandlung gegen Zahnschmerzen stärken, auch sorgt er für ein besseres Selbstbewusstsein und eine bessere Entscheidungsfähigkeit, besonders dann, wenn Ihr Leber- oder Gallenblasen-Qi geschwächt ist und Sie daher etwas dünnhäutig sind. Die Aufladung erfolgt nachts mit einem Bergkristall. Reinigen Sie diesen Stein nicht mit Wasser oder wässrigen Lösungen, sondern reiben Sie ihn nach der Anwendung gründlich ab.

Sodalith

Dieser dunkelblau-schwarze Stein kann besonders bei Angstzuständen helfen und ist eine große Unterstützung für die Balance von inneren und äußeren Einflüssen. Außerdem steigert er die Konzentrationsfähigkeit und eignet sich besonders für die Behandlung von Verdauungsbeschwerden oder auf äußeren Einflüssen (Viren, Bakterien, Pilze) beruhenden Erkrankungen. Er entlädt sich bei der Reinigung mit fließendem Wasser, weshalb eine anschließende Aufladung unabdingbar ist. Legen Sie ihn dazu gemeinsam mit einem Bergkristall in eine Wasserschüssel.

Opal

Der Opal ist der Seelenstein, dieser sollte sich dann in Ihrer Sammlung befinden, wenn Sie oft mit seelischen Problemen zu kämpfen haben. In physischer Sicht kann der Opal Erkältungen und Halsbeschwerden lindern. Durch die Entladung unter fließendem Wasser muss nach jeder Anwendung die Aufladung durch die Lagerung neben einem Bergkristall erfolgen.

Wie Sie sehen, können die Heilsteine die Anwendung von Gua Sha an den Meridianen und Akupunktur-Punkten noch verstärken, wenn diese richtig eingesetzt werden. Für den Anfang reicht die Übersicht über die obigen Steine, damit können Sie die grundlegenden Beschwerden, zu denen Sie noch exakte Übungen lernen werden, noch besser behandeln, als wenn Sie mit einem Porzellanlöffel oder einer Münze arbeiten. Bedenken Sie bei Ihrer Auswahl auch, dass Produkte aus Tier-Horn aus vielerlei Hinsicht ein schlechtes Qi mit sich bringen und Produkte aus Metall und Holz sehr wahrscheinlich Ihr Gleichgewicht innerhalb der fünf Elemente beeinflussen können.

ANWENDUNG VON GUA SHA

Bei der Anwendung von Gua Sha handelt es sich um eine flächendeckendere Praktik, als es beispielsweise die Akupunktur ist. Da sich die Akupunktur-Punkte entlang der Meridiane befinden, nutzen wir die Massagetechniken auch entlang dieser Energiebahnen. Ich möchte Ihnen hier erläutern, wie die Reihenfolge einer Behandlung aussieht und an welche Richtungen Sie sich zwingend halten sollten, um den Energiefluss des Qi nicht versehentlich in die falsche Richtung zu lenken. Achten Sie stets darauf, besonders schmerzhafte Stellen lieber etwas zu sanft und dafür öfter zu massieren.

Meridian	*Beschwerden/Symptome*	*Richtung und Länge der Anwendung*	*Was Sie beachten sollten*
Lungenmeridian	Atemwegserkrankungen, Schmerzen/Taubheitsgefühl entlang des Armes oder Daumens.	Beginnend an der Achselhöhle in Richtung Hand, vorn.	Ist der Ausgangspunkt an der Achselhöhle besonders schmerzhaft, könnte eine ernstliche Lungenerkrankung vorliegen.
Dickdarmmeridian	Kopf- oder Gesichtsschmerz, craniomandibuläre Dysfunktion, Verdauungsbeschwerden, Schmerzen oder Taubheitsgefühl entlang der Leitbahn.	Beginnend an der Hand bis hin zur Schulter, hinten.	Der erste Punkt am Zeigefinger (oben) kann Zahnschmerzen lindern.
Schilddrüsenmeridian (Dreifach-Erwärmer), Arm-Innenseite hinten	Beeinträchtigung der Schilddrüse und damit des Verdauungssystems, der Atmung oder der Sexualität, Schmerzen oder Lähmungserscheinungen im Bereich der Leitbahn können mit Stimulation ebenfalls behandelt werden.	Beginnt an der Spitze des Ringfingers außen, verläuft von dort mittig (außen) über den Arm und seitlich am Hals entlang, um das Ohr herum und an den äußeren Augenwinkel, hinten.	

Lebermeridian	Gelbsucht und Hepatitis, andere Lebererkrankungen, auch relevant bei Gallenbeschwerden, psychischer Erregung oder Schmerzen und Beschwerden sowohl im Intimbereich als auch entlang seines Verlaufs.	Startet innen am großen Zeh, verläuft dann durch die Beine bis etwa zur Brustwarze, vorn.	Am Beginn der achten Rippe befindet sich ein Punkt, der dann auf der linken Seite besonders schmerzempfindlich reagiert, wenn die Pankreas erkrankt ist, rechts ist hingegen die Gallenblase betroffen.
Nierenmeridian	Harnwegs- und Geschlechtserkrankungen, Schmerzen oder Taubheitszustände entlang seiner Verlaufslinie.	Erster Punkt mittig neben dem Fußballen, verläuft von dort hinten am Bein mittig bis zum Intimbereich, dann ab dort zur Brust bis zum Innenwinkel des Schlüsselbeins.	Erster Punkt hilft gegen Ohnmacht, akute, psychische/emotionale Erregung oder Krämpfe.
Dünndarmmeridian	Craniomandibuläre Dysfunktion, Nacken- oder Schulterschmerzen, außerdem Entzündungen oder Schmerzen in Kiefer, Zähnen, Mund, Rachen und/oder Ohren, außerdem Schmerzen oder Lähmungserscheinungen entlang der Leitbahn.	Startet am kleinen Finger und arbeitet sich über die Arm-Innenseite bis zur Schulter und von dort am Hals entlang bis unter das Auge, hinten.	

Milzmeridian	Krankhafte Beschwerden mit der Verdauung, Harnwegserkrankung, Schmerzen oder Taubheitsgefühl an den Vorderseiten der Innenschenkel.	Beginnt am großen Zeh und läuft an den Innenseiten entlang bis hin zu den Achselhöhlen, vorn.	
Kreislauf-Sexus-/Perikard-Meridian	Psychische Herausforderungen (Depression, Manie, Bipolarität), infektiöse Magenbeschwerden, kleine Herausforderungen im Herz-Kreislauf-Bereich, Schmerzen oder Taubheitsgefühl im Arm oder Mittel- und/oder Zeigefinger.	Der erste Punkt ist an der Achselhöhle, der letzte zwischen Zeige- und Mittelfinger, vorn.	Mittig in der Ellenbeuge Druck auszuüben, kann unverzüglich gegen Übelkeit und Erbrechen helfen.
Gallenblasenmeridian	Schmerzhafte Verspannung im Kopf- und Nackenbereich, Gallensteine oder andere Beschwerden des Organs, Hexenschuss, Schmerzen an den Körperseiten.	Verläuft mit mehreren Wendungen und Spitzen seitlich des Kopfes an den Körperseiten herunter bis in den vorletzten Zeh, hinten.	Schmerzen bei Druck auf den sechsten Rippenbogen (hinten) weisen auf eine gesundheitliche Herausforderung im Bereich der Nieren hin.
Herzmeridian	Schmerzen und Lähmungserscheinungen am inneren Arm, außerdem Druckgefühl in Brust, Neigungen zu Bewusstseinsverlust oder immobiler Schulter.	Verläuft ab der Achselhöhle entlang der Innenseite des Armes, vorn, bis zum kleinen Finger.	

Magenmeridian	Dentale Herausforderungen, Verdauungsbeschwerden, Reizmagen oder -darm, schmerzende, drückende Augen.	Beginnend am Kopf verläuft er vorderseitig bis zu den Füßen.	Stimuliert man den Punkt, an dem die Kniescheibe außen endet, kann das schnelle Abhilfe bei Panikattacken, Fieber oder Krämpfen schenken. Verspürt man starken Schmerz, wenn man mittig auf die rechte, dritte Rippe drückt, weist das auf ein starkes Ungleichgewicht im Dünndarm hin. Passiert dies auf der linken Seite, so kann eine schwere Erkrankung der Milz vorliegen.
Blasenmeridian	Da es sich um den längsten Meridian handelt, können alle Organe und Beschwerden über Teile desselben beruhigt oder stimuliert werden.	Startet am Fuß außen, verläuft über die Rückseite der Beine, teilt sich am Po bis zu den Schultern, läuft dann wieder zusammen und neben dem Scheitelbein nach vorn zur Gesichtsmitte.	Drückt man am äußeren Knöchel dessen Mitte und verspürt man dabei starke Schmerzen, so ist eine Problematik mit der Aorta sehr wahrscheinlich.

Lenkermeridian	Herausforderungen im Bereich der Nerven und der Wirbelsäule, aber auch für alle inneren Organe nützlich.	Hintere Senkrechte vom Darmausgang über die Wirbelsäule und das Scheitelbein bis zur Oberlippe.	Der letzte Punkt (am Oberlippenherz) hilft gegen krampfartige Anfälle und Epilepsie, die Stimulation wirkt beruhigend.
Konzeptmeridian	Erkrankungen der Geschlechtsteile und der äußeren Ausscheidungsorgane (Hämorrhoiden, Blasentzündung, Geschlechtskrankheiten), allgemeines Schwächegefühl, CFS.	Vordere Senkrechte vom Schambein bis zum Kinn.	Die Mitte des Brustbeines zu massieren, kann zu einer schnelleren inneren Balance verhelfen. An dieser Stelle sitzt laut spiritueller, fernöstlicher Lehre auch das Herz-Chakra.

Die zusätzlichen Anmerkungen zu den Meridianen beziehen sich auf bestimmte Akupunkturpunkte, die sich entlang der Leitlinien finden lassen. Finden Sie zu einem Punkt eine Warnung, so handelt es sich um einen sogenannten Alarmpunkt (Mu). Finden Sie dort hilfreiche Tipps für besondere Situationen, so handelt es sich um einen Punkt der Zustimmung (Shu). Diesen groben Überblick erweitern wir, wenn wir zu den konkreten Behandlungsmethoden übergehen. Dort erhalten Sie genaue Instruktionen, welches Werkzeug, welche Bewegungen und welcher Druck Ihnen helfen kann, Ihre Beschwerden zu beheben.

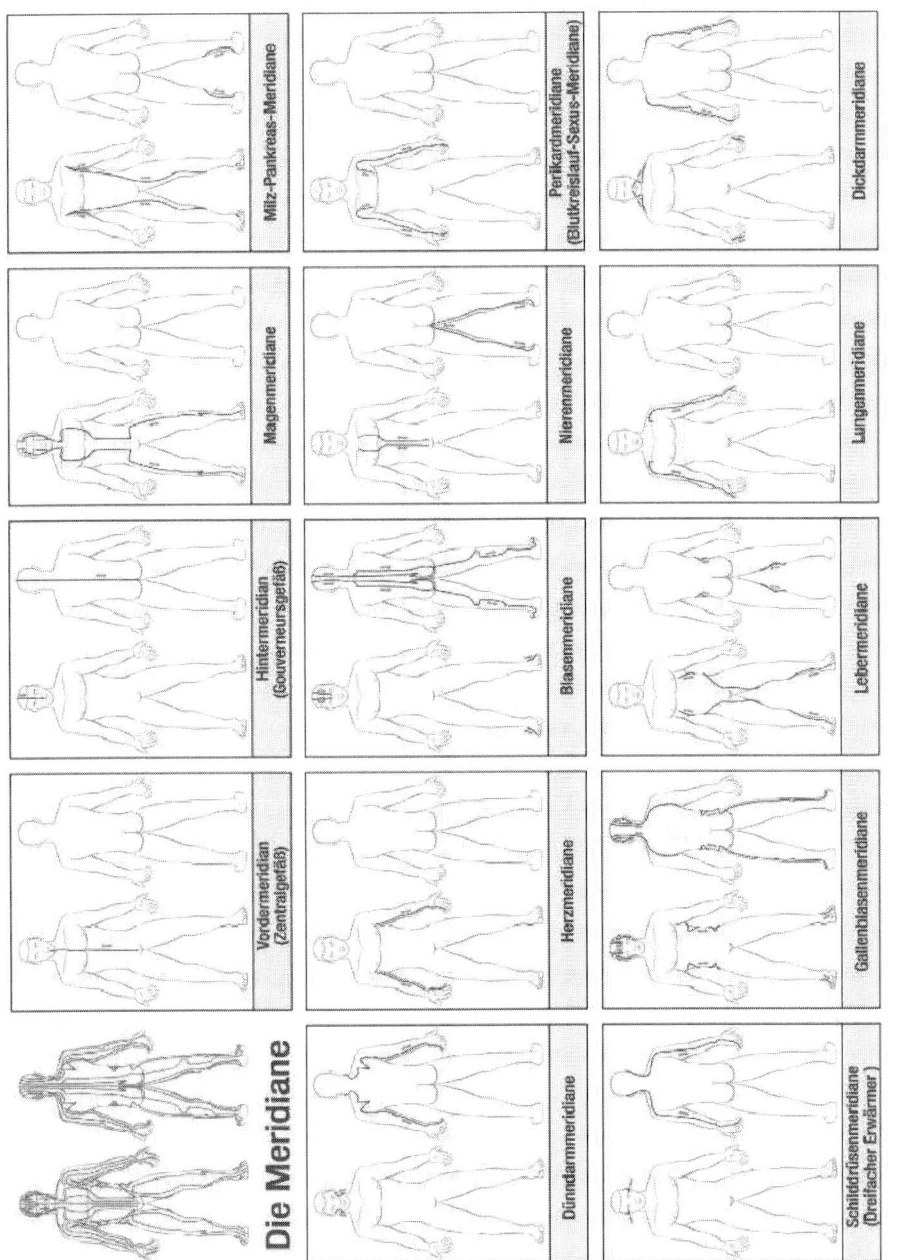
Die Meridiane
Dünndarmmeridiane
Schilddrüsenmeridiane (Dreifacher Erwärmer)
Vordermeridian (Zentralgefäß)
Herzmeridiane
Gallenblasenmeridiane
Hintermeridian (Gouverneursgefäß)
Blasenmeridiane
Lebermeridiane
Magenmeridiane
Nierenmeridiane
Lungenmeridiane
Milz-Pankreas-Meridiane
Perikardmeridiane (Blutkreislauf-Sexus-Meridiane)
Dickdarmmeridiane

HEILÖLE UND HEILKRÄUTER

Die Phytotherapie bildet eine der fünf Säulen der Traditionellen Chinesischen Medizin. Dazu gehören diverse Pflanzen, die in unterschiedlichen Formen verabreicht werden können. In dem Exkurs über TCM haben Sie gelernt, dass die bei uns bekannten Kneipp-Kuren ihr Debüt bereits vor fast 2000 Jahren hatten, als die Kräuteraufgüsse erstmals schriftlich festgehalten wurden. Weiterhin ist Tee nicht einfach eine Freizeitbeschäftigung in Fernost, sondern eine Wissenschaft für sich: Die Inhaltsstoffe, die Zubereitung, die Trinktemperatur und die Tee-Zeremonien sind weltweit einzigartig und berühmt. Auch werden Kräuter gern zu Salben und Ölen verarbeitet, was uns als Gua Sha-Interessenten besonders beschäftigen wird, denn für jede Anwendung bedarf es einer Substanz, die als Gleitmittel des Werkzeugs genutzt wird. Bei professionellen Anwendungen werden diese Salben und Öle entsprechend der Diagnose des Patienten genutzt. Dieses Wissen soll auch Ihnen nun zur Verfügung gestellt werden, damit Sie die bestmögliche Gua Sha-Behandlung selbst vornehmen können.

Traditionelle chinesische Kräutermischungen bestehen jeweils aus mehreren Kräutern. Die Einteilung der Kräuter wird vorgenommen in Herrscher (Hauptkräuter), Minister (Sekundärkräuter) und Boten (Komplementärkräuter). Dabei werden die Kräuter nur je Mischung in diese Hierarchie eingeteilt. Die Hauptkräuter bringen die grundlegende Wirkung der gewünschten Arznei mit, die Sekundärkräuter verstärken und unterstützen deren Wirkung und die Komplementärkräuter wirken eventuell unerwünschten Nebenwirkungen der anderen entgegen und heben diese direkt auf, sodass bei der Phytotherapie innerhalb der TCM beinahe gesagt werden kann, dass sie keine Nebenwirkungen hat.

Die reguläre Einteilung der Kräuter erfolgt nach der 5-Elemente-Theorie, wobei jedes Element eine Geschmacksrichtung vertritt und einem Wirkungskreis zugeordnet werden kann:

Bittere Heilkräuter gehören zum Element Feuer und wirken den Symptomen von übermäßiger Hitze entgegen. So kann **Enzian** gegen Fieber, entzündliche Gelenkerkrankungen und einen schwachen Magen genutzt werden. **Ginkgo** stärkt das Herz und hilft bei Alkoholmissbrauch sowie auch bei einer Blasenentzündung. **Aloe** kann zusätzlich zur Regulation des Blutdrucks genutzt werden, hilft aber auch gegen Menstruationsprobleme und Gastritis.

Die Heilkräuter der Erde, die mit der **Süße** assoziiert wird, unterstützen den männlichen Geschlechtstrieb und dessen Funktionalität (**Malteserschwamm** und **Lebensbaum**), vertreiben im Allgemeinen Trockenheit und Kälte und werden oft bei entzündlichen Erkrankungen der Atemwege genutzt (**Süßholz**).

Die **Schärfe** ist dem Element Metall zugeordnet und umfasst **Minze** gegen Verdauungsbeschwerden, Halsschmerzen und Atemwegsinfekte, **Pfeffer** gegen Lebensmittelvergiftungen, Erbrechen und Nebenhöhlenentzündung, **Zimt** zur Schmerzlinderung und energetischen Aufladung (physisch und psychisch) sowie **Kardamom**, um Nieren und Milz zu wärmen und das Wasserlassen herunter zu regulieren.

Saure Heilkräuter wirken stets anregend, sollten also bei Erregungszuständen vermieden werden. Sie entspringen dem Element Holz und wirken adstringierend.

Ebenso wie die **salzigen** Lebensmittel gibt es auch salzige Kräuter, die dem Wasser zuzuordnen sind. Diese eignen sich besonders bei Verstopfung oder krankheitsbedingten Schwellungen.

Die Zusammenstellung der einzunehmenden Kräuter, ob als Aufguss oder Getränk, sollten Sie von einem Spezialisten vornehmen lassen. Im

Folgenden erkläre ich Ihnen jedoch gern, welche Inhaltsstoffe von Massageölen Ihre Gua Sha-Anwendung noch wirksamer gestalten können.

Öl aus **Rosenholz** wirkt sich senkend auf die Herzfrequenz aus und kann gut zur Beruhigung vor dem Schlafen genutzt werden, da es den Schlaf fördert. Daher sollte es nicht genutzt werden, wenn Sie anschließend noch wichtige Termine haben. Mental wirkt es sich positiv auf die Ordnung der eigenen Gefühle bei emotionaler Verwirrung aus und kann depressive Verstimmungen durch Überarbeitung, beispielsweise bei einem Burnout, lindern. Rosenholz gehört zu den Stoffen des Herzmeridians.

Massageöle aus **Nadelbäumen**, beispielsweise der Fichte oder der Douglasie, haben positive Auswirkungen auf die Lunge und deren Funktionen innerhalb des physischen und psychischen Gleichgewichts. Somit helfen diese bei Atemwegserkrankungen, aber auch hervorragend gegen Verspannungen, da sie die Durchblutung fördern und somit der Mikrozirkulation im Gewebe zusätzliche Unterstützung gewähren. Sie wirken ebenso entspannend auf den Geist wie auf die Muskulatur und sind ein guter Freund im Kampf gegen den alltäglichen Stress. Die Anwendung der Nadelbaum-Öle sollte nicht direkt vor der Nachtruhe erfolgen, da sie anregend auf den Kreislauf wirkt.

Bei Aggressionsstörungen oder Reizbarkeit hilft **Ylang-Ylang**, da es das Gleichgewicht der Leber beeinflusst. Es reguliert die Wut und wirkt euphorisierend. Bei der Anwendung ist zu beachten, dass es auf unerfahrene Nutzer aphrodisierend wirken kann.

Für den Nierenmeridian können Sie **Sandelholz** nutzen. Dieses unterstützt das Immunsystem und damit die äußere Abwehr, wirkt sich kräftigend und krampflösend auf die Muskulatur aus und kann bei Angstzuständen positive Wirkungen erzielen. Außerdem kann es die Übung gegen Blasenentzündung optimieren, da es sich hier positiv auswirkt. Gegen eine Anwendung am Abend ist nichts einzuwenden, da es eine sehr beruhigende Wirkung hat.

Anis beeinflusst die Milz und kann bei Albträumen Linderung verschaffen. Außerdem lindert es Krämpfe im Verdauungssystem und Unterleibsschmerzen während der Regelblutung.

DIE MERIDIANE: DURCH AKTIVIERUNG ZUR LEBENSKRAFT

Sie haben nun schon oft in diesem Ratgeber den Begriff „Leitbahn/Meridian" gehört. Nun wollen wir uns ansehen, was es damit genau auf sich hat. Inhaltlich hätte dieses Thema auch früher bei dem Abschnitt über Qi oder bei den Behandlungsmethoden stehen können, allerdings befinden wir uns nun inmitten der praktischen Anwendung von Gua Sha, sodass der Platz hier als Ergänzung zu den vorigen Abschnitten ideal ist.

Die Leitbahnen sind das, was als Energie-Kanal gelten kann. In diesen Bahnen fließt das Qi durch den menschlichen Körper. Es ist überall die gleiche Art von Energie, die jedes Organ zu dem macht, was es ist, ohne sich dabei zu verändern. Akupunktur- und Akupressur-Punkte befinden sich entlang dieser Linien. Die Leitbahnen werden in zwei Mittellinienmeridiane und zwölf Hauptmeridiane eingeteilt. Dabei gibt es eine Organzeituhr, die angibt, wann der jeweils einem Organ zugeteilte Hauptmeridian seine zwei Stunden des Tages an voller Energie erhält. Auf einem ähnlichen Prinzip wie dieser Organzeituhr beruht das System des Biorhythmus, welches in asiatischen Ländern teilweise genutzt wird, um die Schichten der Mitarbeiter einzuteilen. So ist es in manchen Ländern seit Jahren üblich, dass der Biorhythmus von Piloten und Co-Piloten bestimmt wird. Anhand dessen wird dann der Flugplan ausgearbeitet, damit kein

Verantwortlicher seinen Beruf ausübt, wenn sein Biorhythmus gerade auf einem Tiefpunkt ist. Die Organzeituhr gilt jedoch für jeden Menschen vorerst gleich und wird mit in die Diagnostik der Traditionellen Chinesischen Medizin einbezogen.

Laut dieser Uhr erhält also jedes Organ eine maximale Qi-Energie für bis zu zwei Stunden am Tag. Weichen diese Werte von der Norm ab, gilt das als Anhaltspunkt für eine Störung des entsprechenden Organ-Qi:

1. 1 Uhr bis 3 Uhr morgens: Lebermeridian, Element Holz
2. 3 Uhr bis 5 Uhr morgens: Lungenmeridian, Element Metall
3. 5 Uhr bis 7 Uhr morgens: Dickdarmmeridian, Element Metall
4. 7 Uhr bis 9 Uhr morgens: Magenmeridian, Element Erde
5. 9 Uhr bis 11 Uhr morgens: Milz-Pankreas-Meridian, Element Erde
6. 11 Uhr morgens bis 13 Uhr mittags: Herzmeridian, Element Feuer
7. 13 Uhr bis 15 Uhr mittags: Dünndarmmeridian, Element Feuer
8. 15 Uhr bis 17 Uhr: Blasenmeridian, Element Wasser
9. 17 Uhr bis 19 Uhr abends: Nierenmeridian, Element Wasser
10. 19 Uhr bis 21 Uhr abends: Perikard-Meridian (auch Herzbeutel- oder Kreislauf-Sexus-Meridian), Element Feuer
11. 21 Uhr bis 23 Uhr nachts: Schilddrüsenmeridian (auch Drei-Erwärmer-Meridian), Element Feuer
12. 23 Uhr nachts bis 1 Uhr morgens: Gallenblasenmeridian, Element Holz

Die Meridiane

Zwei Mittellinienmeridiane:

Vordermeridian (Konzeptionsgefäß)
Hintermeridian (Lenkergefäß)

Zwölf Hauptmeridiane:

Magen-Meridiane
Milz-Pankreas-Meridiane
Dünndarm-Meridiane
Herz-Meridiane
Blasen-Meridiane
Nieren-Meridiane
Perikard-Meridiane
Schilddrüsen-Meridiane
Gallenblasen-Meridiane
Leber-Meridiane
Lungen-Meridiane
Dickdarm-Meridiane

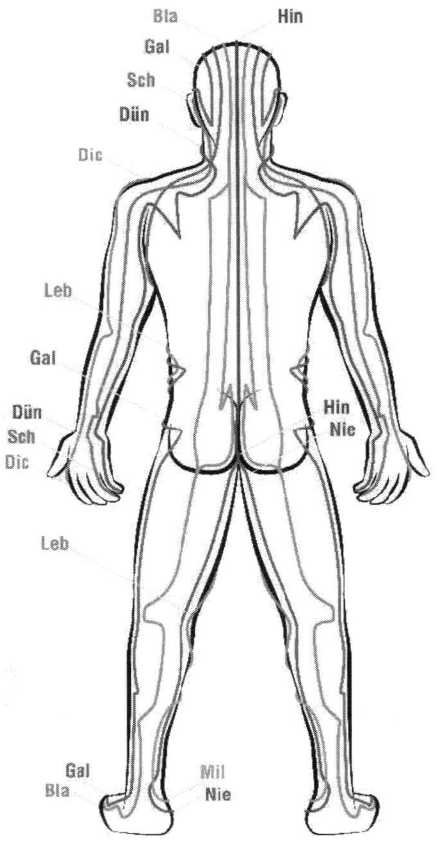

Die Meridiane sind, da Sie ohnehin schon nach den Organen benannt sind, auch den entsprechenden Elementen zuzuordnen und können über die entsprechenden Kräuter und Nahrungsmittel sowie durch Behandlungsmethoden aktiviert oder gehemmt werden, sollte eine Unter- oder Überfunktion des Qi in diesem Meridian vorliegen. Sofern Sie ein Bild der Meridiane vor Augen haben, werden Sie erkennen, dass diese, obwohl sie einem Organ in der Körpermitte zugeordnet sind, durch den gesamten Körper verlaufen. So befinden sich beispielsweise Akupunktur- und Akupressur-Punkte in den verschiedenen Extremitäten, im Gesicht, im Mundraum und an den Ohren. Überschneidungspunkte mit unserem System aus Blutgefäßen und Nervenbahnen sind dabei eher zufällig.

Es gibt fünf Arten von Meridianen, die wie folgt unterteilt sind:

1. Lange Leitbahnen des Yin. Sie verlaufen von den Füßen zur Brust und befinden sich auf der Vorderseite des Körpers.
2. Lange Leitbahnen das Yang. Sie verlaufen von der Brust bis zu den Füßen und befinden sich auf der Rückseite des Körpers.
3. Kurze Leitbahnen des Yin. Sie verlaufen von der Brust bis in die Hände und befinden sich auf der Vorderseite des Körpers.
4. Kurze Leitbahnen das Yang. Sie verlaufen von der Hand bis zur Brust und befinden sich auf der Rückseite des Körpers.
5. Mittellinienmeridiane. Sie verlaufen in der Mitte des Körpers. Beide verlaufen von unten nach oben.

Wie Sie bereits an den bisher gezeigten praktischen Anwendungen gesehen haben, verläuft die Richtung der Gua Sha-Massage stets entlang der Verlaufsrichtung der Meridiane. Der Einfachheit halber sind die detaillierten Verläufe im Folgenden jedoch von oben nach unten beschrieben. Bitte beachten Sie daher stets die Anweisungen in den Übungen.

Der Lungenmeridian

Die Lunge gilt als lebensspendendes Hauptorgan in der Traditionellen Chinesischen Medizin, da sie direkt im Kontakt zur Außenwelt steht und somit das kosmische Qi in den Körper bringen kann. Weiterhin steht das Organ für die körpereigene Abwehr, aber auch zum Teil für den Abtransport, da schlechte (verbrauchte) Atemluft hierüber abgegeben wird. Der Lungenmeridian verläuft dementsprechend in der Nähe der äußeren Körperumgebung, also verhältnismäßig nahe an der Oberfläche. Er gilt als eine der Verbindungen vom Innen zum Außen. Ist das Lungen-Qi im Ungleichgewicht, leiden wir an Husten, entzündlichen oder chronischen Atemwegserkrankungen und möglicherweise an Heiserkeit. Erleidet ein Mensch tiefe oder langanhaltende Trauer oder verzehrt er sich vor Sehnsucht nach jemandem oder etwas, so hört man Schluchzen und Seufzer. Erfährt man diese Emotionen im Übermaß, führt dies zu einer Störung des Lungenmeridians und somit zu einer Atemwegserkrankung. Die Leitbahn des Lungen-Qi verläuft vom äußeren Rand der Schultern entlang der Arme bis in die Daumenspitzen hinein. Somit ist bei einer äußeren Einwirkung meist dies der erste Berührungspunkt zwischen „intima“ und „extima“.

Der Dickdarmmeridian

Der Dickdarmmeridian steht in enger Verbindung zum Lungenmeridian. Er ist ebenfalls für das Immunsystem, für die Aufnahme des guten, irdischen Qi durch Nahrung und für das Ausscheiden des verbrauchten Qi durch Verdauungsvorgänge zuständig. Er liegt etwas tiefer als der Lungenmeridian, beginnt bereits im Mundraum und verläuft dann entlang des Halses und oberhalb der Schlüsselbeine, um dann entlang des hinteren Teils der Schultern und der Arme bis zum Daumen über den Handrücken zu gleiten. Auf emotionaler Ebene gilt das Gleiche wie bei der Lunge: Übermäßige Trauer kann zu einer Fehlfunktion des Dickdarm-Qi führen, ebenso gilt dies aber auch andersherum. Ist der Dickdarm krank, führt das zu einer kummervollen, seelischen Funktionsstörung.

Der Magenmeridian

Der Magen steht für die Verarbeitung des irdischen Qi, sowohl bezüglich des greifbaren als auch des psychischen Materials. Der Magenmeridian, der sich um empathische und sympathische Gefühlsregungen, aber auch um gedankliche Irrwege, beispielsweise um das Grübeln, kümmert, beginnt im Kopf seitlich des Scheitelbeins am Haaransatz, verläuft von dort aus an den Innenseiten der Schläfen und am äußeren Gesichtsrand entlang, um am Unterkiefer mit einem Zweig zusammenzulaufen, der mittig der Augen beginnt und neben den Mundwinkeln einen kleinen Schlenker zur Mitte des Unterkiefers macht. Von dort aus verläuft die Leitlinie weiter über den Hals (links und rechts neben Luft- und Speiseröhre), bis sie am Innenwinkel des Schlüsselbeins angelangt ist und dort einen beinahe sauberen 90° Winkel nach außen macht, um direkt über die Brustwarzen einen Bogen zu schlagen und neben dem Brustbein wieder in gerader Linie hinunter zum Schambein zu verlaufen. Dort angelangt, erfolgt ein erneuter rechter Winkel nach außen, um dann entlang der Außenseite der Beine bis hin zum Fuß zu gleiten, wo der Meridian mittig bis in den zweiten Zeh verläuft.

Der Milzmeridian

Diese Leitbahn arbeitet eng mit der vorher genannten zusammen, steuert die gleichen Emotionen und wird auch ebenso von diesen beeinflusst. Der wichtige Unterschied zwischen diesen Meridianen ist, dass das Qi im Magenmeridian absteigend und im Milzmeridian aufsteigend ist – so halten sich diese Energie-Bahnen gegenseitig im Gleichgewicht. Die Milz verarbeitet, noch detaillierter als der Magen, die aufgenommene Qi-Energie in brauchbare und unbrauchbare Energien und leitet diese entsprechend über andere Organe in die Blutbahn oder aus dem Körper hinaus. Der Milz-Pankreas-Meridian beginnt unter den Achseln, schlägt dann einen spitzen Haken nach oben zum inneren Schultergelenk und verläuft von dort aus an der Körperaußenseite entlang der äußeren Rippenbögen und der Taille, um dort sanft in die Körpermitte zu schwenken und über die Leiste an der Innenseite der Oberschenkel seitlich des Knies zu verlaufen. Etwa bei der Hälfte des Schienbeins gleitet die Leitbahn nach hinten zur Wade und schlägt einen Bogen von hinten um den Knöchel, um dann vorn am Fuß im großen Zeh zu enden.

Der Herzmeridian

Das Herz ist in Fernost quasi unserem westlichen Begriff Charakter zugeordnet. Das Herz-Qi steuert alle Fähigkeiten, die unsere einzigartigen Persönlichkeiten ausmachen. Weiterhin steht das Herz für Freude und andere positive Emotionen und gilt als Versorger aller Körperteile mit menschlichem Qi und Xue, da es den Blutfluss steuert. Mangelt es uns an positiven Emotionen, so leidet unser Herz darunter. Bewiesenermaßen können Menschen durch einen absoluten Mangel an Glückshormonen und durch übermäßige Trauer quasi an einem gebrochenen Herzen sterben. Der Herzmeridian, obgleich das Herz den ganzen Körper mit Blut und Wärme versorgt, verläuft gut geschützt unterhalb der Achseln entlang der Innenseite der Arme bis in den kleinen Finger. Ist der Fluss des Qi auf diesem Verlauf unterbrochen oder gestört, bekommen wir keinerlei klare rationale, emotionale oder spirituelle Bindung zum Außen. Wir leiden in diesem Fall unter Konzentrations- und Schlafmangel, außerdem befinden wir uns stets in einem Zustand innerer und emotionaler Unruhe, aber auch Ohnmacht oder Gedächtnisverlust können in Einzelfällen eintreten.

Der Dünndarmmeridian

Dünndarm und Herz teilen sich nicht nur das Element Feuer, auch finden sich die Fähigkeit emotionaler Beurteilung seitens des Herzens und die Fähigkeit zur rationalen Beurteilung seitens des Dünndarms. Weiterhin ist der Dünndarm durch die Abgabe des guten, irdischen Qi an die Milz und des trüben, schlechten, irdischen Qi an den Dickdarm auch mit diesen verbunden. Der Dünndarmmeridian beginnt vor den Ohren, schlägt einen kleinen, halbwegs spitzen Winkel über die Wangen zur Nase, um dann nach der Hälfte des Halses seinen Weg auf der Rückseite des Körpers mit einer nach unten zeigenden Spitze über die Schulterblätter an der hinteren Innenseite der Arme weiterzuführen, bis er über die Handoberfläche in den kleinen Finger mündet. Er spiegelt an den oberen Extremitäten also den Herzmeridian.

Der Blasenmeridian

Die Blase steht in enger Verbindung zur Niere, was bereits durch das gemeinsame Element Wasser deutlich wird. Beide Organe sind für die Ausscheidung wasserlöslicher Schadstoffe aus dem Körper zuständig. Angststörungen oder langanhaltende Zustände von Furcht können das Blasen-Qi negativ beeinflussen, weshalb die Blase vermutlich unwillkürlich nachgibt, wenn man sich in einer lebensbedrohlichen Lage befindet. Ihre Leitbahnen beginnen an der Innenseite der Augenbrauen und verlaufen von dort aus neben dem Scheitelbein über den Hinterkopf und entlang der Wirbelsäule, wobei eine Abzweigung auf Höhe des oberen Schulterblattes entsteht. Somit ist der Blasenmeridian entlang der Wirbelsäule doppelläufig und findet erst am unteren Ende des Gluteus Maximus wieder zusammen. Vor der Wiedervereinigung verläuft also ein Teil an den inneren Pobacken entlang und ein Teil genau senkrecht durch deren Mitte. Anschließend verläuft die Bahn an beiden Beinen in der Mitte des Oberschenkels hinunter, schlägt einen kleinen Haken zu den Außenseiten des Knies, verläuft anschließend aber wieder mittig auf der Wade, um dann ebenfalls unterhalb des Knöchels erneut einen Bogen nach vorn zu schlagen und dort auf der Fußoberseite im kleinen Zeh zu enden.

Der Nierenmeridian

Das Nieren-Qi steuert nicht nur die Reinigung des Körpers, sondern auch die Fruchtbarkeit und die Paarungsbereitschaft. Kommt es also zu einer Störung der Qi-Energie auf der entsprechenden Leitbahn, können Frigidität, Impotenz und Unfruchtbarkeit die Folgen sein. Auf emotionaler Ebene stärkt die Niere die Willenskraft und wird bei zu viel Arbeit, beispielsweise einem Burnout, sehr wahrscheinlich in Mitleidenschaft gezogen. Ihre Leitbahn beginnt an der Oberseite des Brustbeines, zieht eine leichte Kurve nach außen, um dann unterhalb der Brustmuskulatur wieder seitlich entlang der Körpermitte zu den Geschlechtsorganen zu verlaufen. Dort zieht sie sich auf die Rückseite des Körpers und tritt auf gleicher Höhe wieder aus, um ihren Weg an der Innenseite der Beine fortzusetzen. Ist der Nierenmeridian an den Füßen angelangt, umrundet er den inneren Knöchel und endet darunter.

Der Perikard-Meridian

Der Herzbeutel schützt das Herz und trägt maßgeblich zu einem gesunden Herzkreislaufsystem bei. Durch seine feurig-elementare Verbindung zum Nierenmeridian beeinflusst er ebenfalls die Libido und die Produktion der notwendigen Sexualhormone. Sein Verlauf zeigt jedoch eher die Verbindung zum Herzen an, da er, an den Brustwarzen beginnend, einen Bogen über die Achseln schlägt und dann mittig zwischen Herz- und Lungenmeridian an den Vorderseiten der Arme entlang seinen Weg bis in den Mittelfinger sucht.

Der Drei-Erwärmer-Meridian

Die Kurzbezeichnung dieser Leitbahn lautet „3 E". Einige Quellen geben an, er sei keinem einzelnen Organ zugeordnet, andererseits wird er aber von anderen Quellen auch als Schilddrüsenmeridian bezeichnet. Beides ist in irgendeiner Weise richtig. Nutzt man die Erklärung der „Drei Erwärmer", so ist diese Energie-Bahn im oberen Teil Herz und Lunge zugeordnet, im mittleren Teil der Milz und dem Magen und im unteren Teil den Därmen, der Blase und den Nieren. Die Schilddrüse arbeitet eng mit all diesen Organen zusammen, da sie für die Bildung zahlreicher Hormone zuständig ist. Ist das Qi auf dieser Leitbahn gestört, betrifft das zahlreiche andere Organe und Funktionen, so auch das Herzkreislaufsystem, die Verdauung und den Sexualtrieb. Der Meridian nimmt seinen Anfang neben den äußeren Augenwinkeln, verläuft von dort aus über die Ohren zum Hinterkopf, gleitet den äußeren Nacken entlang über die Schultern und bildet dann die Mitte zwischen Dünndarm- und Dickdarmmeridian auf der Rückseite der Arme, um abschließend auf der Handoberfläche im Ringfinger zu enden.

Der Gallenblasenmeridian

Die Gallenblase teilt sich mit der Leber das Element Holz, die beiden sind aber sowohl von der Lage innerhalb des Körpers als auch von den Funktionen her kaum voneinander zu trennen. Ist das Qi der Gallenblase geschwächt, verlieren wir Selbstbewusstsein und Zuversicht, außerdem wird die Leber dadurch automatisch auch in die Störung miteinbezogen und wir sind emotional weniger stabil, fühlen uns schnell angegriffen und sind schneller wütend oder verärgert. Physiologisch bedeutet dies Erbrechen, Nierenversagen und Gelbsucht. Beides bedingt sich gegenseitig. Der Gallenblasenmeridian nimmt seine abenteuerliche Reise unterhalb des Magenmeridians am äußeren Augenwinkel auf, schlägt dann einen Haken, um nach oben über die Schläfe zu verlaufen, wendet sich dort am Haaransatz einmal zum Hinterkopf hinter die Ohren, verläuft dann wieder, der Schädelform folgend, nach vorn, wo er eine Spitze auf der Mitte der Stirn bildet. Von dort aus läuft er wieder, dieses Mal etwas mittiger neben dem Blasenmeridian, nach hinten, um an den Außenseiten der Schulterblätter entlang unterhalb der Achseln abermals zum Vorderkörper zu gelangen. Dort schlägt er einen weiteren Haken, dieses Mal etwa eine Handbreit über dem vorderen Rippenbogen, wiederholt das Ganze auf der Rückseite unterhalb der Rippen, um dann vorn an den vorstehenden Beckenknochen einen zweiten Haken nach vorn zu schlagen. Dann biegt er wieder, etwa auf Mitte des Gesäßes, zurück nach hinten und verläuft entlang der Außenseiten der Beine, um auf dem äußeren Knöchel zur Fußoberseite zu laufen und im vorletzten Zeh zur Ruhe zu kommen.

Der Lebermeridian

Der letzte der zwölf Hauptmeridiane, wobei die Reihenfolge keine Relevanz zeigt, ist der Lebermeridian, der für den harmonischen Fluss innerhalb des Körpers zuständig ist. Dies gilt sowohl für die körpereigenen Stoffe, welche die Leber zur Funktionalität des gesamten Systems produziert, als auch für die emotionale Balance. Befindet sich das Leber-Qi nicht im Gleichgewicht, neigen wir zu Wut und Zorn, aber auch zu Schäden an Muskeln und Sehnen. Der Lebermeridian beginnt unterhalb der Brustmuskulatur, zieht dann einen sanften Bogen auf die Rückseite, wo er den Verlauf des Gallenblasenmeridians einmalig in stumpferem Winkel nachvollzieht, damit er anschließend auf der Vorderseite zu den Leisten und an diesen entlang zur Oberschenkelinnenseite gleiten kann. Etwa nach der Hälfte des Oberschenkels schwingt die Leitbahn kurz wieder auf die Rückseite, um die innere Kniekehle nachzuziehen, und gleitet dann wieder nach vorn, wo sie an der Unterschenkel- und Fußinnenseite entlang bis zum inneren Winkel des großen Zehs verläuft.

Zusätzlich zu diesen Hauptmeridianen gibt es noch zahlreiche Nebenmeridiane, aber auch zwei Mittellinienmeridiane: Diese verlaufen beide senkrecht durch die Körpermitte. Der vordere, für die Konzeption zuständige Meridian beginnt am Kinn und endet am Schambein. Der hintere Meridian, auch als Lenker-Meridian bekannte, nimmt seinen Ausgang an der Oberlippe, verläuft nach hinten über den Kopf und direkt entlang der Wirbelsäule bis zum Ende des Gesäßes.

All diese Beschreibungen sind notwendig, damit Sie die Technik Gua Sha für sich zu Hause nutzen können. Da Sie nun den Verlauf der Leitbahnen und deren Zuordnung und Funktionen kennen, können Sie die Technik des Schabens nutzen, um Ihr eigenes Qi wieder zum Fließen zu bringen, Blockaden zu beseitigen oder um sie als Prävention einzusetzen. Einige gängige Beschwerden lernen Sie im folgenden Kapitel zu behandeln.

Mit Gua Sha gezielt behandeln

Ich möchte Ihnen mit diesem Ratgeber nicht ausschließlich theoretisches Wissen vermitteln, sondern ich wünsche mir, dass Sie diese Lektüre auch als Nachschlagewerk nutzen können, um mithilfe Traditioneller Chinesischer Medizin eine Art Erste-Hilfe-Lektüre für Ihre Heimapotheke zu haben. Sie sollen in diesem Kapitel, nach einer ausführlichen Einführung in die Technik des Gua Sha an sich, genau erfahren, wie Sie sich und Ihrer Familie bei zahlreichen Beschwerden und Erkrankungen Linderung verschaffen können.

Ich habe Ihnen die Auflistung der beinahe 400 Akupunktur-Punkte und die Beschreibung der Reflexzonen bisher erspart, da nur einige wenige für diese Übungen von Bedeutung sind. Damit Sie jedoch nicht vollkommen unvorbereitet in die Übungen starten, folgt eine kurze Liste der Abkürzungen:

Bl = Blasenmeridian
Di = Dickdarmmeridian
3 E = Schilddrüsenmeridian/ Dreifacher Erwärmer
Dü = Dünndarmmeridian
GB = Gallenblasenmeridian
HK/KS = Herzkonstriktormeridian/Kreislauf-Sexus-Meridian/Perikard-Meridian
He = Herzmeridian
KG = Konzeptionsgefäß/vorderer oder Yin-Mittellinienmeridian
Le = Lebermeridian
LG = Lenkergefäß/hinterer oder Yang-Mittellinienmeridian
Lu = Lungenmeridian
Ma = Magenmeridian
Mi/MP = Milzmeridian/Milz-Pankreas-Meridian
Ni = Nierenmeridian

Einige dieser Akupunkturpunkte werden bei der Gua Sha-Massage für spezielle Stimulationen genutzt, die ich Ihnen keinesfalls vorenthalten möchte. Diese spezielle, punktuelle Stimulation ist auch eine wunderbare Methode, um unterwegs einige Beschwerden schnell und unauffällig zu lindern.

GUA SHA-MASSAGETECHNIK

Grundsätzlich gilt, dass bei Gua Sha das Tool vor und nach jeder Anwendung gereinigt wird. Sollten Sie ein Werkzeug aus Jade, Rosenquarz, Stahl oder Horn haben, reichen dazu Wasser und Seife. Anschließend sollten Sie die Geräte in jedem Fall abtrocknen. Sofern Sie Holz benutzen, benötigen diese Werkzeuge eine entsprechende Pflege, damit das Holz geschmeidig bleibt. Meist reicht dazu jedoch das Öl aus, dass Sie auch auf Ihrer Haut haben, während Sie die Behandlung vornehmen. Sofern Sie merken, dass Ihr Holz-Werkzeug spröde wird, nehmen Sie einfach ein wenig von Ihrem Gesichts-Öl und reiben Sie die Tools damit ein. Somit sind Sie auf der sicheren Seite, dass kein Holz-Pflege-Öl mit möglichen Schadstoffen über die Tools in Ihre Haut gelangt.

Bevor Sie nun direkt mit den Anwendungen loslegen, reinigen Sie die entsprechenden Körperteile gründlich und nutzen Sie, wenigstens, sofern Sie zu trockener Haut neigen, zuallererst ein Feuchtigkeitsprodukt, beispielsweise Rosenwasser oder andere hydrierende Produkte, um Ihre Zellen mit einer ausreichenden Menge an Flüssigkeit zu versorgen, damit die Zellen, die Sie nun stimulieren, auch arbeiten können und Ihr Qi wieder in Fluss kommt. Nachdem Ihre Haut nun ausreichend hydriert ist, tragen Sie gern ein wohlriechendes Massageöl auf. Baby-Öl, Argan- oder Mandel-Öl, welche Sorte auch immer Sie bevorzugen, wird aber ebenfalls den Zweck erfüllen. Alternative Vorschläge für eine besondere Wirkung haben Sie bereits zuvor kennengelernt. Nutzen Sie von dem Öl so viel, wie notwendig, um die Haut gut einreiben zu können und anschließend noch einen leichten Film auf der Haut zu haben, damit das Tool auch gut gleiten kann und nicht die Haut verletzt. Sofern Sie bei der Anwendung merken, dass Ihre Massage nicht so von der Hand geht, wie es wünschenswert wäre, tragen Sie gern noch etwas zusätzliches Öl auf. Sie können das überschüssige Öl im Anschluss an die Anwendung mit einem weichen Tuch entfernen. Um den Körper zu behandeln, ist es notwendig, den Ort des Geschehens in ein angenehmes Raumklima zu versetzen, damit keine äußeren Einflüsse, beispielsweise Kälte, die Wirkung schmälern oder gar noch eine weitere Behandlung notwendig machen. Nach der Behandlung sollte der höchstwahrscheinlich verschwitzte Körper schnell wieder angekleidet werden, auch ist es hilfreich, den Körper beim Abtransport zu unterstützen, indem man vermehrt Wasser und ungesüßten Tee nach der Behandlung trinkt. Sofern Sie Gua Sha an einer anderen Person praktizieren, weisen Sie bitte zuvor auf die möglichen visuellen Veränderungen durch die Behandlung hin und dass es sich dabei nicht um Körperverletzung handelt. Um die Wirkung der Behandlung zu gewährleisten, verzichten Sie bitte für wenigstens drei Stunden nach deren Ende auf ein Bad oder eine Dusche. Während der Behandlung soll der Patient sich wohlfühlen, es sollte dementsprechend für bequemes Mobiliar gesorgt sein. Je nach behandelter Körperstelle kann die Durchführung im Sitzen oder Liegen erfolgen. Auch sollte der Körper nur gegen maximal zwei Dinge gleichzeitig behandelt werden, damit die Erschöpfung des Patienten nicht überhandnimmt.

Nun geht es an das „Scratchen", also die Bewegungsabläufe während der Massage. Auch hierbei gilt es, einige Dinge zu beachten:

- Werden mehrere Körperteile und lange Meridiane behandelt, so arbeiten Sie stets von Yang zu Yin:

Kopf vor Körper, Rücken vor Brust und Bauch, erst dann die Arme oder Beine. Die Strichrichtung verläuft wie die Arbeitsrichtung: von oben nach unten und von innen nach außen. Eine Ausnahme bilden Krampfadern, Wassereinlagerungen und abgesenkte Organe, hier werden die Striche von unten nach oben ausgeführt, um der Gravitation entgegenzuwirken.

- Da alles im Gleichgewicht sein muss, behandeln Sie die Meridiane bitte stets auf beiden Seiten des Körpers. Die Ausnahme sind hier die Mittellinienmeridiane.
- Die Behandlungsdauer sollte bei kräftigen Patienten eine halbe Stunde nicht überschreiten. Wird ein Kind oder ein geschwächter Mensch behandelt, so ist eine Viertelstunde mehr als ausreichend.
- Bevor Sie mit der Behandlung beginnen, nutzen Sie bitte Ihren Tastsinn, um eventuell schmerzhafte Stellen, Verspannungen oder Knötchen ausfindig zu machen. So laufen Sie nicht Gefahr, bei der Behandlung mit etwas zu viel Druck unangenehme Schmerzen zu verursachen. Streichen Sie an diesen Stellen etwas sanfter, der Schmerz wird sich mit der Zeit bessern.
- Am Kopf (nicht im Gesicht) wird zum Schaben ein rechter Winkel genutzt. Auf Haupthaar benutzen Sie kein Öl, die Strichlänge beträgt nur etwa einen Zentimeter.
- Bei überhöhtem Schmerzempfinden, Überempfindlichkeit oder Schmerzerkrankungen wie Fibromyalgie sowie bei Kindern verwenden Sie einen Winkel von weniger als 15 Grad.
- Bei allen anderen Körperregionen und Patienten darf der Winkel des Werkzeugs bis zu 45 Grad haben.
- Verringern Sie den Druck, wenn Sie auf knochigen, sehnigen oder empfindlichen Stellen arbeiten. Muskeln vertragen etwas mehr Druck, wenn diese nicht akut verkrampft sind. Soll eine Tiefenwirkung erzielt werden, steigern Sie den Druck entsprechend. Ist der Schmerz dabei nicht erträglich, wiederholen Sie die Anwendung mehrfach.
- Streichen Sie, je nach Größe des Bereichs, etwa eine Handbreit, also nicht mehr als 15 Zentimeter. Gern dürfen sich die Striche an Anfang und Ende etwas überschneiden.

- Die Geschwindigkeit der Massage sollte gleichbleibend und meditativ sein, besonders dann, wenn eine Entspannung der Muskulatur das Ziel ist. Wurde ein Zustand der Leere festgestellt, ist der Patient meist geschwächt. In diesem Fall sollte die Massage kürzer ausfallen, langsam und mit sanftem Druck durchgeführt werden. Um einen Zustand der Fülle auszugleichen, in dem der Patient energetisch überladen ist, verwenden Sie mehr Druck und schnellere Bewegungen. Aber auch ein gutes Mittelmaß führt zu positiven Ergebnissen in beiden Fällen.
- Um sehr schmerzhafte Punkte zu behandeln, führen Sie kleinere Striche aus oder arbeiten Sie rundherum. Auch Druck mit dem Tool auf den Punkt (ohne Bewegung) kann diesen stimulieren.
- Bevor der Behandelte sich nun wieder anzieht, können Sie mit Ihren Fingerkuppen über die behandelte Haut fahren und diese sanft abklopfen. Das hat eine entspannende Wirkung und ist ein schöner Ausgang der Massage.
- Eine erneute Behandlung sollte erst erfolgen, wenn die Rötungen vollständig verschwunden sind. Sind diese besonders intensiv, warten Sie bitte wenigstens fünf Tage, gern auch eine ganze Woche.

Sofern sich der Behandelte während der Massage unwohl fühlt, ihm übel oder schwindelig wird, stoppen Sie unverzüglich und reichen Sie ein Glas lauwarmes Wasser mit einem Teelöffel Zucker, einer Prise Salz und einem Spritzer Zitrone. Alternativ können Sie präventiv auch stets ein alkoholfreies, isotonisches Getränk bereithalten.

NACKEN- UND RÜCKENSCHMERZEN LÖSEN

Nackenschmerzen sind eines der häufigsten beklagten Symptome der westlichen Welt. Zahlreiche Bürojobs, zu wenig Bewegung, viele und lange Autofahrten, PC-Arbeit und die Haltung über Smartphones, aber oft auch Stress und Anspannung tragen einen großen Teil dazu bei. Je nachdem, was für ein Gua Sha-Tool Sie nutzen, beginnen Sie eine Nackenmassage mit einer oder zwei Bewegungen. Sofern Sie ein Gua Sha-Werkzeug mit „Zinken" haben, also eines mit einer Kerbe, die für Kinn, Wirbelsäule oder den vorderen Halsbereich geeignet ist, benötigen Sie für den ersten Schritt nur eine Bewegung. Hat Ihr Werkzeug keine Kerbe, vollziehen Sie die nachfolgenden Techniken bitte einmal links und einmal rechts neben Ihrer Wirbelsäule und nicht direkt darauf. Auch dann, wenn die Beschwerden einseitig sind, behandeln Sie bitte beidseitig (Sie wissen schon: das Gleichgewicht).

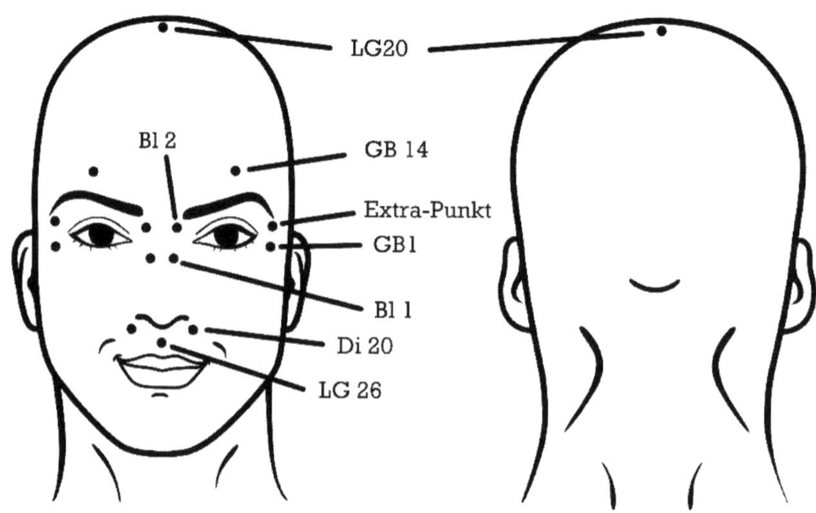

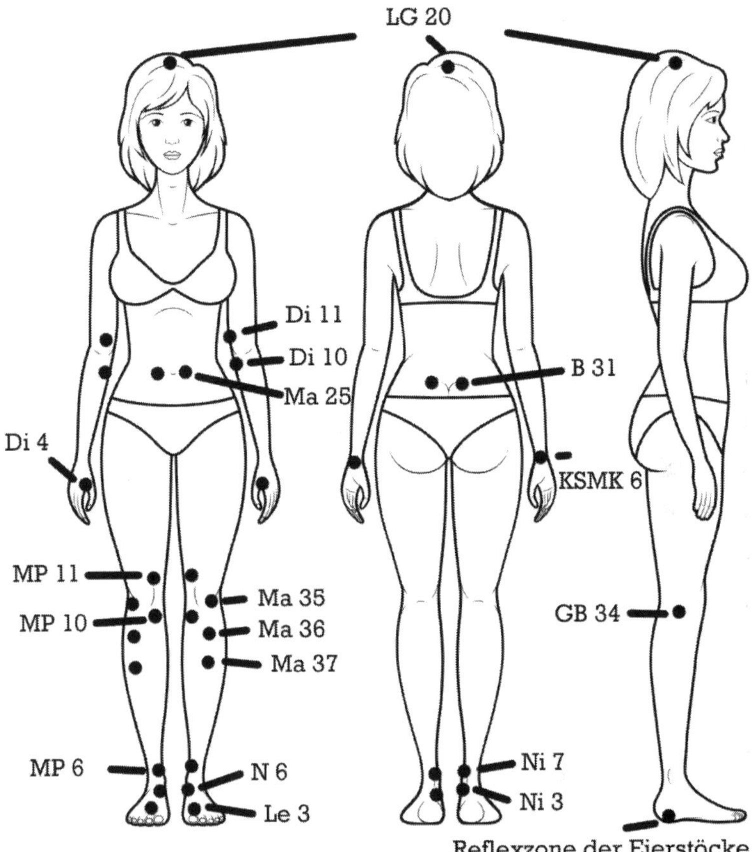

Um Schmerzen im Nacken- und Schulterbereich zu lösen, müssen Sie nicht die gesamten Meridiane abarbeiten. Sie können bei diesen Symptomen auch lediglich die verspannte Muskulatur berücksichtigen.

1. Übung: Sofern Ihre Arme noch nicht in der Bewegung eingeschränkt sind, können Sie diese Behandlung auch an sich selbst durchführen. Nutzen Sie dabei bitte den rechten Arm für die linke Seite und andersherum. Beginnen Sie mit der Massage hinten am Schädelknochen, dort, wo die Wirbelsäule in den Kopf eintritt. Sie können diese Stelle gut ertasten, dort ist noch etwas weiches Gewebe, bevor das Cranium beginnt. Ziehen Sie nun einen Strich von dort neben der Wirbelsäule entlang des Nackens hinunter und ziehen Sie den Bogen nach, den dieser zu Ihren Schultern macht. Diese Strecke sollten Sie in zwei oder drei Strichlängen aufteilen und durchführen, bis Sie merklich Wärme in dem Bereich spüren. Achten Sie darauf, die gesamte Fläche des Nackens auf beiden Seiten abzuarbeiten. Der zweite Teil geht in mehreren Linien senkrecht neben der Wirbelsäule hinunter, hier werden Sie ein oder zwei Strichlängen schaffen. Versuchen Sie bitte nicht, sich weiter herunter zu arbeiten, nur wenige können mit dieser Bewegung bis zwischen ihre Schulterblätter. Wenn Sie besonders in diesem Bereich immer wieder Herausforderungen haben, können Sie sich ein Gua Sha-Tool in Y-Shape besorgen. Dies hat einen längeren Stiel und einen Winkel, der Ihnen dabei hilft, diesen Bereich besser zu erreichen.

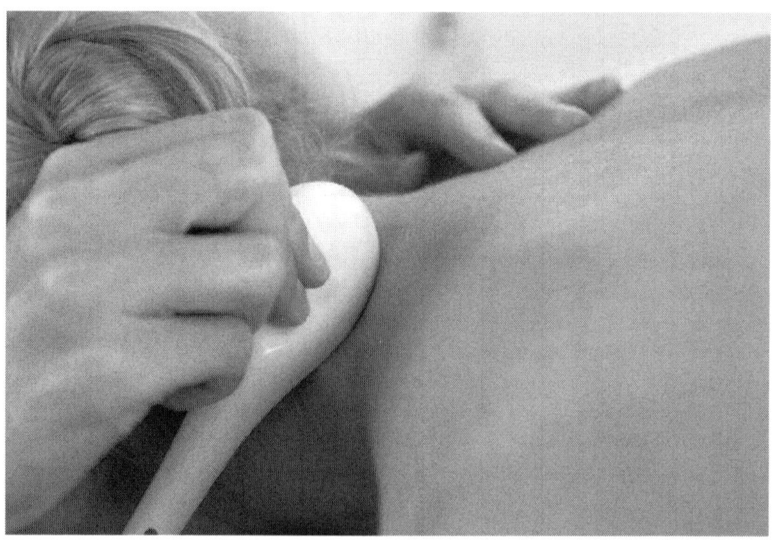

2. Übung: Bei Rückenschmerzen, die durch fehlerhafte Haltung oder Kälte entstanden sind, können Sie am Blasenmeridian einen Akupunkturpunkt mittels Klopfens stimulieren. Dieser nennt sich Bl 54 und befindet sich in der Kniekehle. Alternativ können Sie den vierten Punkt des Dickdarmmeridians kreisförmig massieren. Dieser befindet sich an der Hand: Legen Sie die Hand flach auf den Tisch und ziehen Sie den Daumen an die Finger. Es bildet sich eine Falte, an deren Ende sich Di 4 befindet. Halten Sie die Hand nun locker in der Luft oder auf dem Bein und kreisen Sie mit dem anderen Daumen einige Minuten über diesen Punkt. Wiederholen Sie das Ganze auch an der anderen Hand. Dieser Punkt beruhigt ebenfalls die Schulter und das Schultergelenk, sollte sich dort die Mobilität etwas eingeschränkt haben.

Die Massage, die Sie gänzlich selbst an sich durchführen können, um Rückenschmerzen zu beseitigen, funktioniert wie folgt:

Nehmen Sie Ihr Tool in eine Hand, lassen Sie den anderen Arm gerade und locker an der Körperseite hinab hängen. Ziehen Sie nun circa 10 Zentimeter lange Striche dort, wo Ihr herabhängender Arm an die Brust grenzt, also neben der Achselhöhle. Wiederholen Sie die Übung auf der anderen Seite, sobald Rötung und Wärme den gewünschten Grad erreicht haben.

3. Übung: Sollten Sie die erwähnte Herausforderung haben, dass Ihr Arm Schmerzen beim Anheben verursacht, so streichen Sie mit Ihrem Werkzeug in zwei bis drei Strichlängen Ihre Schultern auf der Rückseite aus. Fahren Sie dazu einfach die Schulterlinie mehrfach entlang, wenn Ihnen die Stimulation des zuvor genannten Punktes auf der Dickdarmlinie nicht ausreicht. Haben Sie stattdessen Schmerzen, wenn Sie die Rückwärts-Bewegungen mit dem Arm machen wollen, so benötigen Sie Hilfe, da Sie die notwendige Körperstelle nicht allein ausstreichen können. Setzen, legen oder stellen Sie sich mit geradem Rücken hin, die Arme hängen locker an den Seiten herab. Nun streicht Ihr Helfer mit dem Tool eine Strecke von etwa 10 bis 20 Zentimetern mit ein bis zwei Strichlängen aus, und zwar dort, wo Ihre Arme am Rücken den Oberkörper berühren, direkt neben Ihren Achselhöhlen.

4. Übung: Bei Rückenschmerzen unterhalb des Nacken-Schulter-Bereichs können Sie zwei weitere Möglichkeiten in Betracht ziehen, um Linderung zu erlangen.

1. Legen Sie sich bäuchlings bequem hin. Sie werden Hilfe benötigen, damit Sie keine verdrehte oder schiefe Position einnehmen. Lassen Sie Ihren Helfer den gesamten Bereich des Rückens ab den Schulterblättern mit mehreren Strichlängen über die gesamte Fläche links und rechts der Wirbelsäule ausstreichen. Denken Sie daran, dass zuvor auf besonders empfindliche Stellen ein Abtasten stattfinden sollte und die Striche von oben nach unten erfolgen und erst am Gesäß enden.
2. Sie können Ihre Reflexzonen an den Füßen nutzen, um Ihrem gesamten Wirbelsäulenbereich etwas Gutes zu tun: Dazu sollten Sie sich merken, dass die Reflexzonen für den Kopf in den Zehen liegen, für den Nacken zu Beginn der Zehen. Die Reflexzonen für den Bereich der Wirbelsäule liegen dann vom Fuß ab nach hinten entlang, sodass die Reflexzone für das Steißbein an der Ferse liegt. Sie können dementsprechend für eine Entspannung des gesamten Rückens mit Ihrem Tool von den Zehen bis zur Ferse die gesamte Unterseite des Fußes ausstreichen oder einzelne Punkte, die Ihre schmerzhaften Stellen entsprechend mit stärkerem Druck oder leichten Kreisbewegungen stimulieren.

KOPFSCHMERZEN BEHANDELN

Sollten Sie an Migräne leiden oder Ihren Spannungskopfschmerz nicht vom Rücken und Nacken erhalten, werden Ihnen die vorigen Übungen leider kaum helfen. Daher finden Sie hier weitere Übungen gegen andere Arten von Kopfschmerzen. Dabei gilt es, meist mithilfe von bestimmten Punkten auf den Leitbahnen, das Qi wieder fließen zu lassen.

5. Übung: Betasten Sie mit Ihren Fingern den ganzen Kopf. Üben Sie dabei etwas Druck auf alle Stellen aus. Wenn Sie dabei einen Bereich finden, der Schmerzen auslöst, nehmen Sie Ihr Gua Sha-Werkzeug zur Hand und behandeln Sie die Stelle mit wenigstens 15 kurzen Strichen, wie Sie es gelernt haben. Tritt nach 15 Strichen noch keine Wärmewirkung ein, machen Sie weiter, bis dies der Fall ist (spätestens bei 30). Zusätzlich können Sie den Zenit Ihres Schädels kreisförmig massieren, also den absoluten Mittelpunkt auf Ihrem Kopf. Wenn Sie dort schaben, dann von diesem Punkt (LG 20) in Richtung Ihrer Stirn und Ihrer Ohren. Zusätzlich kann es helfen, den ersten Schritt von der ersten Übung zu wiederholen. Der Punkt LG 20 (LG für Lenkergefäß, also der Mittellinienmeridian des Yang) ist auch als Meisterpunkt für Gesicht und Kopf bekannt. Er verbindet alle Meridiane, die im Yang liegen und dieses begünstigen. Außerdem hilft dessen Stimulation gegen Schlafstörungen, depressive Verstimmungen, je nach Art der Stimulation gegen hohen oder niedrigen Blutdruck (dazu später mehr), bei einer Nasennebenhöhlenentzündung oder sie kann unterstützend bei der Rehabilitation nach einem Hirnschlag genutzt werden.

6. Übung: Weitere wirksame Punkte befinden sich an den Schläfen. Massieren Sie diese gleichzeitig mit kleinen, kreisenden Bewegungen. Zusätzlich helfen Ihnen die Punkte drei auf dem Lebermeridian und sechs auf dem Kreislauf-Sexus-Meridian. Diese befinden sich zwischen dem Mittelfußknochen des großen und zweitgrößten Zehs (L 3) und etwa 2,5 cm oberhalb der Handgelenksfalte, innen auf dem Unterarm (KS/HK 6).

ERKÄLTUNG, ENTZÜNDLICHE ERKRANKUNGEN DER ATEMWEGE UND ÄHNLICHES BEHANDELN

7. Übung: Entzündete Nebenhöhlen verursachen Schmerzen im gesamten Gesicht und können chronisch werden, wenn diese nicht ausreichend behandelt werden. Lassen Sie sich daher in jedem Fall auch ärztlich untersuchen. Zusätzlich kann die Heilung jedoch beschleunigt werden, wenn Sie, an Ihrer Nasenwurzel beginnend, entweder mit Ihrem Gua Sha-Tool oder zwei Fingern jeweils zu beiden Seiten des Nasenbeins entlang massieren. Sind auch die Stirnhöhlen betroffen, punktieren Sie den Punkt, der knapp über dem Zentrum Ihrer Augenbrauen liegt (Gb 14).

8. Übung: Erkältung ist nicht nur ein Zeichen von äußerer Einwirkung, vor allem wetterbedingt, sondern auch ein Zeichen für eine Schwäche des Immunsystems. Um Ihr Inneres zu stärken, die Bakterien und die Kälte aus dem Körper auszuleiten und auf diese Weise Ihre Genesung voranzutreiben, empfiehlt sich eine Gua Sha-Massage entlang des Lungenmeridians. Dabei nutzen Sie eine Strichlänge vorn neben Ihren Achselhöhlen und mehrere Strichlängen entlang des Armes (Innenseite) bis in die Daumenspitze. Aber auch die Behandlung, die ich Ihnen gegen Nackenschmerzen erläutert habe, unterstützt das Immunsystem und hilft bei der Entgiftung, besonders, wenn sich bereits Fieber ankündigt.

9. Übung: Um Ihre Stimmbänder zu entspannen oder Halsschmerzen und Schluckbeschwerden zu lindern, die sowohl durch viel und lautes Reden als auch durch eine infektiöse Erkrankung auftreten können, massieren Sie den Beginn des Dickdarmmeridians an der Innenseite Ihres Unterarmes von der Ellenbeuge bis zum Daumen. Punktuellen Druck können Sie hier auf den bereits bekannten Punkt am Ende der Daumenfalte (Di 4) ausüben und an den Muskelansätzen ober- und unterhalb (seitlich) des Ellenbogens (Lu 5 und 7).

10. Übung: Husten hat vielerlei Ursachen. Um diesen schneller abklingen zu lassen und Ihre Atemwege inklusive Lunge bei der Bewältigung der Probleme zu unterstützen, massieren Sie den Lungenmeridian am Unterarm. Weiterhin hilft ein Abschaben des vorderen Halsbereiches und des oberen Brustkorbes, sowohl auf der Vorder- als auch auf der Rückseite.

BESCHWERDEN UND SCHMERZEN IN DEN BEINEN BEHANDELN

11. Übung: Wadenkrämpfe entstehen häufig bei Magnesiummangel und Stress, wenn die Nerven im wahrsten Sinne des Wortes blank liegen. Sie sind diejenigen, die im englischsprachigen Raum auch als „Sleep Twitch“ (Schlaf-Krampf) bekannt sind. Aber auch tagsüber bei langem Stehen, beim Tragen hoher, unvorteilhafter Schuhe oder beim Joggen kann es häufiger dazu kommen. Um diese zu behandeln, streichen Sie an beiden Beinen die gesamte Wade mit drei bis vier Strichlängen von der Kniekehle bis zur Ferse aus. Auch das Abklopfen der Waden und Kniekehlen mit den Fingern kann bei diesen Beschwerden helfen. Alternativ, falls Sie gerade unterwegs sind, können Sie einigermaßen unauffällig den Alarm-Punkt LG 26 durch Druck aktivieren. Dieser befindet sich zwischen Oberlippe und Nase, ein Quäntchen näher an der Nase als an der Lippe.

12. Übung: Ebenfalls bei langem Stehen, Bewegung in hohen Schuhen oder bei einer Tätigkeit, bei der Sie sehr viel laufen müssen („sich die Hacken ablaufen“), kann es zu Schmerzen in den Fersen kommen. Auch hierbei können Sie die gesamte Wade „abschaben“. Zusätzlich können Sie den ersten, dritten und sechsten Punkt des Nierenmeridians drücken. Diese befinden sich (Ni 1) an der Fußsohle, etwa am Ballen des großen Zehs innen (zwischen Mittelfußknochen zwei und drei), mittig zwischen der Achillessehne und dem Innen-Knöchel (Ni 3) und unter dem Innen-Knöchel (Ni 6). Die beiden letzten Punkte erreichen und stimulieren Sie durch kreisende Bewegungen um den inneren Knöchel herum, so entspannen Sie zusätzlich den gesamten Bereich.

13. Übung: Knieschmerzen schränken den gesamten Alltag ein. Das Laufen ist grundsätzlich mit Schmerzen verbunden, auch das Sitzen, Liegen oder Stehen sind keine einfachen Übungen mehr und der Schlaf leidet auch darunter, da wir unsere Bewegung zu dieser Zeit nicht kontrollieren können. Dementsprechend ist bei Schmerzen im Knie eine schnelle Linderung besonders wünschenswert. Wenn Sie eine frische Knieverletzung, beispielsweise durch einen Sturz, haben, so sollten Sie wenigstens einen Tag lang mit der Behandlung warten, um dem Körper etwas Zeit zu geben, den Schock zu verarbeiten. Haben Sie, beispielsweise wegen einer rheumatischen Erkrankung oder einer älteren Verletzung, eine Schwellung oder Entzündung im Knie, so wenden Sie Gua Sha bitte nicht an.

In allen anderen Fällen, beispielsweise präventiv vor einer erhöhten Belastung und bei Arthrose, gibt es sechs Punkte, die entweder einzeln oder gemeinsam behandelt werden können. Diese Punkte befinden sich oberhalb der Kniescheiben innen (Mi/MP 10), außen, in der Mitte einer gedachten Seitenlinie entlang der Kniescheibe innen (ein Extra-Punkt namens „Kalbsauge“) sowie unterhalb der Kniescheibe innen (Mi/MP 9) und außen (Gb 34). Wenn Sie eine Gua Sha-Massage für den gesamten Bereich anwenden möchten, streichen Sie bitte stets von unten nach oben und achten Sie besonders auf eine sanfte Linienführung, wenn Sie sich direkt auf dem Schienbein und dem Kniegelenk befinden.

BINDEHAUTENTZÜNDUNG BEHANDELN

14. Übung: Gegen eine lästige und schmerzhafte Bindehautentzündung kann Gua Sha ebenfalls helfen. Sie aktivieren mit den folgenden Techniken den Abtransport der Schad- und Reizstoffe, damit eine schnellere Abheilung der Symptome möglich ist. Drücken Sie dazu mit Ihren Fingerspitzen erst links und rechts neben der Nasenwurzel für einige Sekunden (Bl 2), anschließend die Stelle mittig, knapp 1,5 cm oberhalb Ihrer Augenbrauen (Gb 14), danach neben dem Außenwinkel der Augenbraue (Extra-Punkt des Auges) und zu guter Letzt den Punkt direkt neben dem Außenwinkel des Auges (Gb 1).

Zusätzlich oder alternativ verschafft es Linderung, wenn Sie den Gallenblasenmeridian den ganzen Rücken hinunter ausstreichen.

UROGENITALE BESCHWERDEN BEHANDELN

15. Übung: Wer schon einmal an einer Blasenentzündung litt, weiß, dass das nicht nur schmerzhaft, sondern auch äußerst hinderlich ist. Sofern Sie sich aktuell nicht in Ihrem Monatszyklus befinden oder ein Kind erwarten, können Sie mit dem fernöstlichen Schaben Ihren gesamten Bauch und Ihren unteren Rücken von oben nach unten ausstreichen, bis Sie die entstehende Wärme spüren. Sollte dies nicht möglich sein, streichen Sie mit Ihrem Werkzeug die Außenseite der Unterarme vom Ellenbogen bis zu den Handgelenken ab oder massieren Sie kreisförmig Ihren Innen-Knöchel. Dort befindet sich der Nierenmeridian, der den Abtransport der entzündlichen Stoffe aus der Blase begünstigt.

DAS VEGETATIVE NERVENSYSTEM/DEN BLUTFLUSS BEHANDELN

16. Übung: Der Blutdruck ist ein wichtiger Faktor, wenn es um die Verteilung von Xue im Körper geht. Ist er zu hoch (Hypertonie), liegt ein Überfluss vor, den es zu drosseln gilt. Hierzu können Sie, vom absoluten Scheitelpunkt Ihres Kopfes (LG 20) ausgehend, in kurzen Strichen in alle Richtungen arbeiten. Diese Behandlung sorgt für das Ausbalancieren des Yin und Yang und beruhigt Körper und Geist. Ist dies nicht möglich, da Sie aktuell unterwegs sind, massieren Sie Ihr Ohr, und zwar genau die Mitte der Ohrmuschel. Hier befindet sich der Herz-Lungen-Punkt, der den Blutdruck bei Stimulation senken kann, aber auch gegen entzündliche Erkrankungen, wie beispielsweise Lungenentzündung, Bronchitis oder Angina, helfen kann.

Für eine ausführlichere Behandlung benötigen Sie erneut Hilfe, da hierbei der Rücken mit mehreren Strichlängen senkrecht nach unten vollständig behandelt wird, aber auch der vordere Körperbereich: Streichen Sie senkrecht von der Kehle über das Brustbein, bis Sie die wärmende Wirkung verspüren. Anschließend ziehen Sie mit Ihrem Tool die Rippenbogen oberhalb und auf den Brustmuskeln nach.

17. Übung: Bei Hypotonie handelt es sich um niedrigen Blutdruck, also um Werte, die signifikant unterhalb von 120 zu 80 mmHg liegen. Fehlt es an Qi- und Xue-Fluss, fühlt man sich schlapp, ist vermehrt oder stärker müde und es kann zu Schwindelanfällen und Ohnmacht kommen. Außerdem gelangt nicht mehr ausreichend Wärme in die äußeren Extremitäten und auch das Gehirn signalisiert durch Konzentrationsschwäche einen Sauerstoffmangel. Auch hier hilft Ihnen der Punkt mitten auf Ihrem Kopf, diesen massieren Sie nun jedoch mit kreisenden Bewegungen.

Ist der niedrige Blutdruck jedoch akut und Ihnen wird unterwegs unwohl, dann streichen Sie vom Unterarm in die Handfläche mit kurzen Strichlängen, wobei Sie das gesamte Handgelenk mit ausstreichen. So stimulieren Sie die Ausläufer der Kreislauf-Sexus-Meridians (KS/HK 6 und 8).

18. Übung: Nicht nur sprichwörtlich leiden wir an Herzschmerz, auch physisch besteht die Möglichkeit. Um diese Schmerzen zu beenden, massieren Sie Ihren Hals hinten und vorn in voller Länge und Breite. Ergänzend können Sie Ihren Herzmeridian stimulieren, indem Sie entlang der Innenseiten Ihrer Unterarme streichen.

19. Übung: Jeder hat im Laufe seines Lebens auch einmal Herzrasen; man erschreckt sich oder ist aufgeregt, das kann passieren. Kommt dies jedoch häufiger und ohne ersichtlichen Grund vor, ist ein Arztbesuch unabdingbar. Für gelegentliche Zwischenfälle kann es aber auch helfen, wenn Sie den Bereich des Brustbeines und die oberen Rippenbögen, etwa bis zum Ende der Brustmuskulatur, behandeln. Auch auf der Rückseite sollten Sie auf der gleichen Höhe die gesamte Fläche der Schultern und zwischen den Schulterblättern senkrecht abwärts ausstreichen.

20. Übung: Cholesterinwerte sind in der heutigen Zeit ein großes Thema. Viele Menschen haben mit den Folgen von schlechter und hektischer Ernährung zu kämpfen und Cholesterin-Ablagerungen in den Blutgefäßen und Organen haben oft schwerwiegende Konsequenzen. Sie können diesen vorbeugen oder diesen entgegenwirken, wenn Sie entlang Ihres Brustbeines nach unten und entlang Ihrer Rippenbögen nach außen eine Gua Sha-Massage anwenden. Allerdings benötigen Sie noch Unterstützung, da die gleichen Bewegungen auf der Rückseite, also entlang Ihrer Wirbelsäule bis zum Ende der Rippen und entlang der Rippenbögen selbst, gemacht werden müssen.

DAS VERDAUUNGSSYSTEM BEHANDELN

21. Übung: Wenn Sie an einer Magenschleimhautentzündung leiden, lassen Sie sich den Rücken unterhalb der Schulterblätter großräumig ausstreichen und ziehen Sie auf dem Bauch die Senkrechte unterhalb des Brustbeines bis zum Bauchnabel nach. Außerdem sollten die unteren Rippenbögen ebenfalls behandelt werden. Achten Sie auch hier darauf, besonders schmerzhafte Punkte mit kreisenden Bewegungen oder Druck zu desensibilisieren.

22. Übung: Verstopfung ist ein häufiges Merkmal für einen gestörten Energiefluss. Um Ihren Körper bei der Ausscheidung zu unterstützen, können Sie Ihren Dickdarmmeridian stimulieren, indem Sie an der Rückseite Ihres Armes dessen Anfang von den Schultern bis in den Zeigefinger ausstreichen. Besteht dazu derzeit nicht die Möglichkeit, üben Sie Druck auf die Punkte unter Ihren Nasenflügeln aus, dort, wo die Wurzeln der Eckzähne liegen (Di 20).

23. Übung: Bei Völlegefühl, was ein Anzeichen für das Leitkriterium der Fülle ist, können Sie mit einer Gua Sha-Behandlung gezielt dagegen arbeiten, indem Sie den Bereich unterhalb der Brustmuskulatur vorn und ab den Schulterblättern bis zum Gesäß hinten großflächig ausstreichen.

24. Übung: Wie alle anderen Verdauungsbeschwerden beschwert Durchfall unseren Alltag massiv. Ist die Körpermitte im Ungleichgewicht, ist auch alles andere nicht ausbalanciert. Hinzu kommt die Schwächung des Immunsystems, dessen Großteil im Verdauungstrakt liegt, da dort eine der wichtigsten Verbindungen vom Innen und Außen liegt. Während des Monatszyklus oder in der Schwangerschaft nutzen Sie bitte die Druckpunkte an der unteren, inneren Kniescheibe und unten in der Kniekehle innen, schaben Sie anschließend seitlich an Ihren Unterschenkeln zum Fuß hinunter und drücken Sie abschließend auf die Mitte Ihres Fußspanns.

Sollten Sie die Möglichkeit haben, auch Ihren Bauch und Ihren unteren Rücken mit Gua Sha zu behandeln, so können Sie dies mit Abwärtsbewegungen gern tun, um dem Verdauungstrakt die notwendige Chance zum Gleichgewicht zu geben.

GALLENBLASE UND LEBER BEHANDELN

25. Übung: Tasten Sie zu Beginn Ihren oberen Bauchbereich und den Rücken auf der rechten Seite ab, um mögliche Schmerzpunkte zu finden. Diese und auch allgemeine Herausforderungen mit der Gallenblase können Sie behandeln, indem Sie, wie Sie es gelernt haben, unterhalb der Brustmuskulatur senkrecht und entlang der Rippenbögen auf dem Bauch entlang schaben. Auf dem Rücken reichen in diesem Bereich senkrechte Bewegungen.

26. Übung: Akute Beschwerden der Gallenblase können zu Erbrechen führen und stören in den meisten Fällen Ihre Nachtruhe. Zur Linderung der Symptome können Sie an Ihrem äußeren Unterschenkel entlang massieren, nachdem Sie die Druckpunkte am äußeren, unteren Punkt der Kniescheibe kreisförmig massiert haben (Ma 36). Auch die Massagetechnik aus der vorigen Übung kann Ihnen helfen, die Beschwerden schneller loszuwerden.

MONATSZYKLUS-BESCHWERDEN BEHANDELN

Bitte beachten Sie, dass der untere Bereich des Bauches und des Rückens während der Monatsblutung oder einer Schwangerschaft keinesfalls direkt behandelt werden dürfen!

27. Übung: Besonders junge Mädchen, aber auch Frauen nach der Schwangerschaft oder nach dem Absetzen der Anti-Baby-Pille und anderen hormonellen Verhütungsmitteln leiden unter einem unregelmäßigen Menstruationszyklus. Um den Zyklus dabei zu unterstützen, wieder in sein Gleichgewicht zu finden, streichen Sie auf der Vorder- und Rückseite Ihres Oberkörpers den Bereich unterhalb der Rippen senkrecht nach unten aus. Am Rücken befindet sich neben dem Gesäßansatz ein Druckpunkt, den Sie abschließend am besten drücken, indem Sie die Daumen links und rechts neben Ihre Wirbelsäule legen, sodass die Finger die obere Wölbung des Pos nachvollziehen.

Zusätzlich kann es helfen, wenn Sie den äußeren Punkt Ihres Handgelenks auf der Handoberfläche stimulieren und/oder Ihre Fersen an den Fußsohlen in Richtung der Zehen etwa auf ein Viertel der Fußlänge ausmassieren.

28. Übung: Reicht die Unregelmäßigkeit der Blutung so weit, dass diese über mehrere Wochen hinweg ganz ausbleibt und eine Schwangerschaft ist ausgeschlossen, hilft es neben den Praktiken aus Übung 27, wenn Sie ab der Innenseite Ihrer Kniescheibe entlang der inneren Schienbeine eine Gua Sha-Massage vornehmen.

29. Übung: Die Wechseljahre können zahlreiche Beschwerden verursachen, darunter nicht nur Stimmungsschwankungen, sondern auch Hitzewallungen, vermehrte Schweißbildung und Schlafstörungen, um nur einige zu nennen. Diese Symptome können Sie lindern, wenn Sie an der Fußsohle das erste Viertel des Fußes in Richtung der Zehen ausstreichen oder die Techniken aus Übung 27 übernehmen. Zusätzlich unterstützen Sie die Behebung der hormonellen Schwankungen, indem Sie Druck auf die Mitte des Handgelenks (Innenseite), einmal davor und einmal dahinter, ausüben (He 7 und KS/HK 4).

30. Übung: Unterleibsschmerzen während der Menstruation sind eine furchtbare Erfahrung. Um diesen präventiv entgegenzuwirken, beispielsweise, wenn Sie am prämenstruellen Syndrom leiden, können Sie die Übung 27 wiederholen. Sind die Schmerzen akut und Sie können nicht an Ihre Fußreflexzonen, nutzen Sie den Punkt, der sich circa 2,5 cm vor dem Handgelenk mittig auf Ihrem inneren Unterarm befindet (KS/HK 6), und üben Sie Druck auf diesen aus, bis Sie eine Besserung verspüren.

ZAHNSCHMERZEN BEHANDELN

31. Übung: Auch hier hilft Ihnen der Punkt am Ende der Daumenfalte, wenn Sie Druck auf diesen ausüben (Di 4). Zusätzlich können Sie Ihr Kiefergelenk unterhalb des Ohres entweder ausstreichen oder in kreisförmigen Bewegungen massieren. Dadurch unterstützen Sie den Fluss des Qi im Magenmeridian. Dennoch sollte ein Dentist sich Ihre Schmerzen genauer ansehen, da die Anwendung von Gua Sha keine zahnärztliche Behandlung ersetzen kann.

KINDER BEHANDELN

Wenn Sie Gua Sha an Ihrem Kind anwenden möchten, ist dagegen wenig bis nichts einzuwenden. Achten Sie allerdings darauf, die Behandlungsdauer auf maximal 15 Minuten zu beschränken und nicht mehr als eine Beschwerde je Behandlung beheben zu wollen. Weiterhin sollten Sie auf die visuellen Folgen bei der Anwendung verzichten, da diese wie körperliche Misshandlungen aussehen.

32. Übung: Kinder und Essen ergeben eine besondere Kombination. Oftmals haben Kinder aus vielen unterschiedlichen Gründen keinerlei Appetit. Da es sich um eine psychisch und physisch begründete Verweigerung handeln könnte, sollten Sie in jedem Fall sowohl das Gespräch mit dem Kind als auch mit einem Kinderarzt suchen. Kommt dies gelegentlich vor, können Sie den unteren Bauch- und Rückenbereich bis zum Hosenbund des Kindes sanft mit einer Gua Sha-Massage behandeln. Auch kann es helfen, die entsprechende Reflexzone am Fuß des Kindes kreisförmig zu stimulieren. Diese befindet sich mittig an der Innenseite des Spanns.

33. Übung: Sofern es keine psychische Ursache hat, können Sie Ihrem Kind das Bettnässen abgewöhnen, indem Sie den Spann des Kindes mit Streichbewegungen von den Zehen in Richtung Ferse massieren. Eine Gua Sha-Massage am Unterbauch und am unteren Rücken, etwa bis zum Scham- und Steißbein, kann ebenfalls helfen.

34. Übung: Leidet Ihr Kind häufiger an Durchfall und es sind keine physischen Ursachen oder ernährungsbedingten Beschwerden erkennbar, massieren Sie den unteren Bauch- und Rückenbereich wie in Übung 32 mit senkrecht abwärts führenden Streichbewegungen.

35. Übung: Schluckauf ist nicht nur ein Problem der Kleinen, auch Erwachsene leiden gelegentlich unter den Zwerchfell-Krämpfen. Hierbei hilft es, wenn Sie die Mitte Ihrer Augenbrauen, oder denen des Kindes, mit kreisförmigen Bewegungen stimulieren.

Schönheitsprogramm mit Gua Sha

Bei den bisherigen Erkenntnissen wundern Sie sich vielleicht, dass Gua Sha auch als Schönheitsprogramm, besonders gegen Hautalterung, genutzt werden kann. Immerhin soll Gua Sha sichtbare Merkmale hinterlassen. Nichtsdestotrotz gibt es speziell für die Anwendung an den sichtbaren Körperstellen bestimmte Werkzeuge und Massage-Methoden, die Ihnen auch an Händen, Füßen, Armen, Beinen und vor allem im Gesicht helfen, das Hautbild zu verbessern und die Reifung der Haut zu verlangsamen – ohne danach auszusehen, als hätten Sie einen Schlag abbekommen.

Zusätzliche Wirkungen können Sie mit den nachfolgenden Behandlungen gegen Verspannungen im Gesicht erzielen, die zu Zähneknirschen, Kopf- oder Kieferschmerzen führen. Auch bei Migräne kann die Massage von Stirn, Wangen, Kinn und Hals eine Besserung erzielen, da die Spannungen durch die Behandlung abnehmen.

Sollten Sie Ähnlichkeiten zur Durchführung einer Lymphdrainage finden, wundern Sie sich nicht darüber. Eine zusätzliche Funktion der Anwendung von Gua Sha ist, dass das Lymphsystem und somit die Entschlackung, also der Abtransport von Schadstoffen aus den Geweben, angeregt werden.

WIRKUNGSWEISE

Bei der Anwendung an sichtbaren Körperteilen geht es nicht nur um die Förderung der Durchblutung und darum, die gleiche Kraft aufzuwenden, wie beispielsweise am Rücken. Die besonderen Utensilien, die für diese Art der Anwendung genutzt werden, erzeugen eine Mischung aus Lymphdrainage, Akupressur, Faszien-Massage und Muskelrelaxation.

WERKZEUGE

Wenn Sie Gua Sha auch im Gesicht anwenden möchten, ist ein besonderes Werkzeug notwendig. Es gibt zahlreiche Tools, die für eine Gua Sha-Anwendung genutzt werden können. Größere Werkzeuge sind eher für großflächige Körperregionen wie Arme, Beine oder Rücken brauchbar. Für das Gesicht empfiehlt sich entweder ein Roller, der besonders dann sinnvoll ist, wenn Sie Herausforderungen im Bereich der Hände haben. Mit einem Jade- oder Rosenquarz-Roller können Sie den Druck besser regulieren, wenn Sie Schmerzen in den Händen haben. Zugegebenermaßen ist die Nutzung eines Jade-Rollers lediglich an Gua Sha angelehnt, die wahre Gua Sha-Behandlung findet nur mit einem Porzellanlöffel oder mit einem speziellen Tool statt. Da, wie Sie im nächsten Abschnitt sehen werden, eine beidseitige Anwendung gleichmäßig stattfinden sollte, empfehle ich Ihnen aber auch dann einen Roller, wenn Sie nicht mit beiden Händen gleichmäßig arbeiten können, was sicherlich bei vielen der Fall ist. Alternativ zu einem Roller können Sie auch einen chinesischen Porzellanlöffel nehmen oder ein spezielles Tool für den Gesichtsbereich. Dieses Tool ist ergonomisch so geformt, dass es auch die feinen Winkel im Gesicht erreichen kann, ohne dass Sie stärkeren Druck aufbauen oder Nachbarregionen mit einbeziehen müssen.

Sofern Sie einen Porzellanlöffel nutzen, achten Sie stets darauf, nicht die schärferen Kanten zu nutzen. Für die größeren Bereiche Stirn, Wangen und Hals können Sie die Seite des Löffels gut gebrauchen, für die kleineren Partien, beispielsweise die Nase und unter oder zwischen den Augen, empfiehlt sich das Ende des Löffelstiels, da dieses meist gebogen und filigran ist. Ein Werkzeug zur Anwendung von Gua Sha im Gesicht hat verschiedene Eigenschaften, darunter eine Kerbe für die Kinnlinie, weshalb das Tool ein wenig an ein abstraktes Herz erinnert. Weiterhin hat es eine leichte, größere Wölbung auf der einen Seite für die Bereiche Stirn, Hals und Wange, eine flache Seite, mit der auf größere Flächen mehr Druck ausgeübt werden kann als mit der gewölbten Seite, ein etwas spitzeres Ende für die Ausführung von besonderen Druck-Übungen gegen krankheitsbedingte Symptome, die ich Ihnen zuvor bereits schilderte, und eine etwas rundere Ecke, um weniger Druck auf Reflexzonen und Akupunkturpunkte auszuüben oder den Bereich unterhalb der Augen und an der Nase zu behandeln.

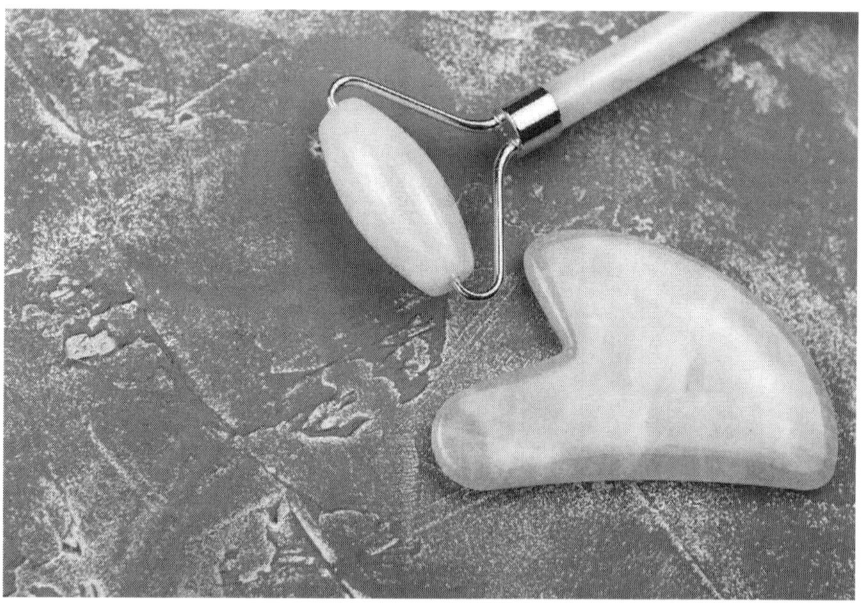

MASSAGETECHNIK

Bei der Anwendung von Gua Sha im Gesicht ist es notwendig, ein wenig zu üben, wenn Sie sonst nur die Massagetechniken am Körper kennen. Am Körper selbst wird wesentlich mehr Kraft aufgewandt, um die hartnäckigen Verspannungen zu lösen und die charakteristischen Merkmale einer Gua Sha-Anwendung zu erzielen. Die Einblutungen sind im Gesicht nicht gewünscht oder vorgesehen. Somit empfiehlt es sich, im Gesicht eher sanft zu beginnen und gegebenenfalls die Intensität zu steigern.

Bevor Sie Ihre Werkzeuge zur Hand nehmen, können Sie gern Ihr Gesicht wie gewohnt reinigen, nur sollten Sie auf reizende Anwendungen wie Peelings verzichten, da Ihre Haut ohnehin bald behandelt wird. Eine Creme oder Ähnliches brauchen Sie nicht wie gewohnt zu verwenden. Damit die Anwendung gut funktioniert, tragen Sie am besten sehr großzügig ein gutes Öl auf Ihre Haut auf. Dazu lässt sich Baby-Öl sehr gut verwenden, da es für jeden Hauttyp geeignet und besonders sanft ist, aber auch Arganöl, oder was auch immer Sie bevorzugen, kann genutzt werden. Sie können selbstverständlich auch Ihre Tagescreme verwenden, da Sie aber sehr viel benötigen, empfehle ich Ihnen das etwas kostengünstigere Öl, denn die Anwendung wird auch mehrfach wöchentlich wiederholt. Sofern Sie derzeit entzündliche Stellen im Gesicht haben, sparen Sie diese Bereiche bitte aus. Gua Sha sollte nicht auf offenen Wunden genutzt werden, da das Reißen an der Haut kontraindiziert ist. Als letzten Schritt, bevor Sie mit der Praxis beginnen, nehmen Sie bitte eine aufrechte Position ein. Achten Sie darauf, dass Ihr Rücken und besonders Ihr Kopf gerade und nicht überstreckt oder schief sind. Da Sie auch Ihre Halsmuskulatur behandeln, ist dies dringend notwendig, damit die Muskulatur sich in ihrer natürlichen Haltung befindet und nicht überstreckt oder gestaucht massiert wird, um negative Folgen für die empfindliche Halsmuskulatur zu vermeiden.

Bevor wir nun endlich an die Praxis gehen, noch ein Hinweis zur Nutzung des Tools: Bei der Anwendung am Hals und im Gesicht wird das Werkzeug nahezu flach auf der Haut aufgelegt, jeweils mit der Kante/Seite, die für den entsprechenden Bereich beschrieben wurde. Der Druck, den Sie ausüben, sollte dabei leicht bis mittelmäßig sein. Leichte Rötungen sind gestattet, diese sollten jedoch nach wenigen Minuten verschwunden sein. Da jeder Mensch unterschiedlich sensible Haut hat, testen Sie dies am besten mit wenigen Strichen aus. Beachten Sie bitte die Richtungsangaben in den folgenden Anweisungen und streichen Sie nicht in beide Richtungen. Das würde die Faszien schädigen oder zur Produktion von Wasser anregen, was Ihrer Haut nicht zuträglich ist.

Ähnlich wie bei der westlichen Faszien-Massage beginnen Sie stets mittig und streichen zur Außenseite des Körpers hin. Die Gesichtsmassage beginnt dabei am **Hals**: Nehmen Sie Ihr Werkzeug und streichen Sie sanft und gleichmäßig vom Schlüsselbein zum Kinn. Streichen Sie je Seite fünf- bis achtmal über die gesamte Halslänge. Auf diese Weise fördern Sie die Durchblutung des Platysmas und des Musculus Sternocleidomastoideus, die Kiefer- und Nackenbereich über die Halsvorderseite und den seitlichen Halsbereich mit dem Rumpf verbinden. Weiterhin lockern Sie auf diese Weise die Faszien, sodass Ihre Muskeln mobiler sind, die Haut sich straffen kann und Verspannungen in diesem Bereich gelockert werden, die auch zu Kieferproblemen und Kopfschmerzen führen können.

Wenn Sie mögen und können, denn einige Menschen erleben kein gutes Gefühl, wenn Ihnen etwas auf den mittleren Halsbereich drückt, dürfen Sie gern mit der Nische Ihres Tools von Ihrer Kehle Richtung Kinn über Ihren Hals fahren, um das Platysma auch im mittleren Bereich zu straffen und zu entspannen. Sofern Sie einen Jade-Roller benutzen, legen

Sie diesen bitte links/rechts von Ihrer Speise- und Luftröhre an, damit Sie auf diese keinen direkten Druck ausüben.

Anschließend widmen Sie sich Ihrem **Kinn**: Legen Sie den Daumen der freien Hand mittig unter Ihr Kinn, sodass Sie die Haut leicht straff halten können. Streichen Sie nun mit Ihrem Werkzeug von der Mitte des Kinns am Unterkiefer entlang bis zu den Ohren. Auch hier wiederholen Sie je Seite fünf bis acht Züge. Wenn Sie zu Verspannungen im Gesicht neigen, kann es sein, dass Sie etwa auf der Hälfte der Strecke leichte Schmerzen beim Streichen verspüren. An dieser Stelle liegt einer Ihrer meist beanspruchten Kaumuskeln, der oftmals verspannt ist, wenn man im Alltag viel mit Stress zu kämpfen hat. Da die Anwendung im Gesicht keine unangenehmen Schmerzen verursachen sollte, regulieren Sie den ausgeübten Druck so weit herunter, dass der Schmerz erträglich wird, aber nicht gänzlich verschwindet. Sie werden merken, dass nach einigen Strichen der Schmerz bereits weniger wird und Sie den Druck weiter anpassen können.

Nun widmen wir uns Ihren **Wangen**: Halten Sie wieder mit einem Finger die Haut straff. Legen Sie dazu am besten den Zeigefinger auf den Nasenflügel und drücken Sie diesen sanft in Richtung Körpermitte. Streichen Sie nun mit der bereits bekannten Anzahl an Wiederholungen unterhalb Ihres Wangenknochens bis zum Ohr. Auch hier gilt: Bringen Sie genug Druck auf das Werkzeug, um die Bewegungen zu spüren, aber nicht so viel, dass die Haut sich stark rötet oder unangenehm schmerzt. Auch hier wird sich das Gewebe straffen, Hautunreinheiten werden sich bessern und die Poren werden sich verfeinern. Dies ist ebenfalls durch die bessere Durchblutung und die Lockerung der Faszien gegeben, die Knochen und Muskeln umgeben und schützen. Sie können auch hier wieder mehrere Linien nachziehen, bis Sie die gesamte Fläche Ihrer Wange nachgezogen haben.

Die Nase ist besonders bezüglich der sichtbaren Hautunreinheiten ein Problem. Nur wenige Menschen haben in dieser Region keine kleinen Mitesser. Um diesen Bereich zu reinigen, halten Sie mit einem Finger die Haut zwischen Ihren Augen nach oben zur Stirn hin straff. Anschließend streichen Sie mit der schmalen Seite Ihres Tools erst zwei- oder dreimal seitlich neben dem Nasenbein nach unten und folgen am Ende der natürlichen Biegung des Nasenflügels. Danach setzen Sie wieder neben dem Augeninnenwinkel an, ziehen aber dieses Mal einen etwas kleineren Bogen, der kurz vor dem Nasenflügel auf die Wange gleitet. Auch dies wiederholen Sie zwei- oder dreifach. Zuletzt ziehen Sie einen sehr kleinen Bogen, der vom Innenwinkel Ihrer Augen direkt dem Jochbein folgt, also am unteren Rand der Augenringe entlang, sollten Sie welche beklagen können. Die Striche sollten jeweils nicht weiter als einen kleinen Fingerbreit neben der Nase enden.

Für wachere **Augen** nutzen Sie entweder den Löffelstiel oder den schmalen Teil des Werkzeugs. Halten Sie mit Ihrem Zeigefinger an der Nasenwurzel die Haut etwas gestrafft. Streichen Sie nun sehr sanft unter Ihren Augen entlang bis hin zur Schläfe. Ziehen Sie dabei die natürliche Kurve der Augen nach. Die Haut unter den Augen ist besonders empfindlich, nutzen Sie an dieser Stelle daher weniger Druck als im übrigen Gesicht. Gern können Sie nach ein- oder zweimaligem Streichen den Zeigefinger an der Nase „nachjustieren", da dieser gern verrutscht.

Lassen Sie uns nun Ihre Sorgenfalten auf der **Stirn** beseitigen: Nutzen Sie eine größere Fläche Ihres Tools. Beginnen wir mit der Zornesfalte, die sich meist mittig, senkrecht auf der Stirn vertieft: Streichen Sie einige Male vom Nasenflügel zum Haaransatz. Gern dürfen Sie auch hierbei wieder mit der anderen Hand die Haut an der Nasenwurzel leicht nach unten ziehen. Für den großen Bereich der Stirn über den Augen streichen Sie über die Augenbrauen und am oberen Rand der Stirn entlang, sodass Sie auf jeder Seite mindestens zwei Bahnen á fünf bis acht Striche ziehen. Beginnen Sie dazu in der Mitte der Stirn und streichen Sie auf den Augenbrauen an deren Bogen entlang. Sobald Sie am Ende angelangt sind, ziehen Sie den Strich in einem circa 30-Grad-Winkel nach oben zum Haaransatz zu Ende. Je nachdem, wie hoch Ihre Stirn ist, können auch mehrere Bahnen notwendig sein. Achten Sie darauf, jeden Teil der Stirn zu behandeln.

Zusätzlich können Sie auch von unten nach oben streichen, um die Querfalten auf der Stirn zu glätten. Halten Sie dafür mit ein oder zwei Fingern die Haut unterhalb der Augenbraue straff und streichen Sie von der Augenbraue bis in den Haaransatz senkrecht nach oben. Nutzen Sie dazu so viele Bahnen, wie nötig sind, um Ihren kompletten Stirnbereich abzudecken.

Nach der Behandlung tupfen Sie das überschüssige Öl mit einem trockenen Tuch ab.

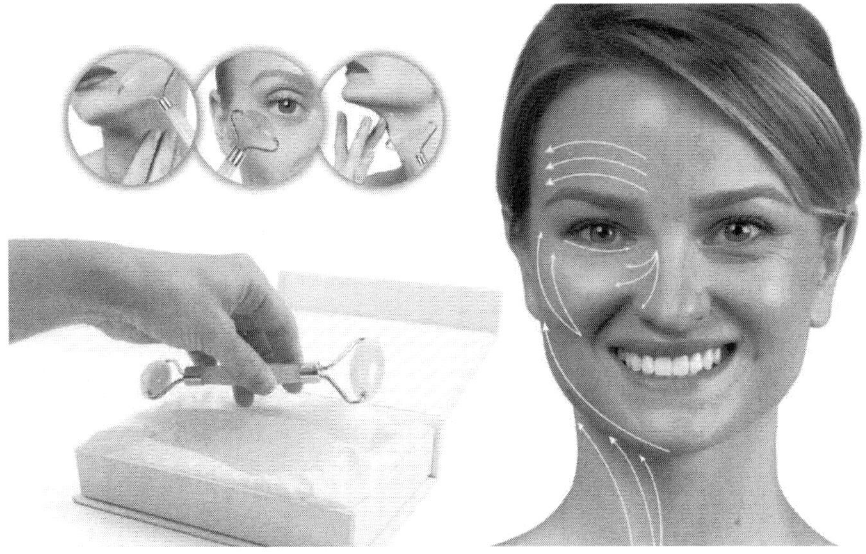

Bonus: 4-Wochen-Plan

Es dauert wenigstens 21 Tage, bis Ihr Gehirn sich neue Angewohnheiten einprägt. Daher lassen Sie mich Ihnen einen 4-Wochen-Plan vorstellen, der eine ganzheitliche Wellnesskur darstellt, die Sie auch ohne Umstände selbst und zu Hause durchführen können. Für einige der Übungen können Sie sicherlich eine zweite Person brauchen, da Sie selbst an einige Körperstellen nur schwer herankommen. Die meisten der Behandlungsmethoden sind jedoch für Sie allein konzipiert. Die Pläne beziehen sich, da ich mich für einen Zeitplan entscheiden musste, auf eine Arbeitswoche von Montag bis Freitag. Sofern Sie im Schichtdienst arbeiten, passen Sie die Pläne bitte entsprechend den bei Ihnen gegebenen Zeiten an.

Woche 1	**Was ist zu tun?**
Montag	Machen Sie ein Porträtfoto von sich. Führen Sie das erklärte Schönheitsprogramm in aller Ruhe durch und genießen Sie es.
Dienstag	Trinken Sie ausreichend Flüssigkeit, Ihre Haut ruht heute aus. Ernähren Sie sich heute bewusst und in Ruhe, lassen Sie sich beim Essen nicht durch Nachrichten, Fernsehen oder soziale Medien ablenken und kauen Sie gründlich.
Mittwoch	Tasten Sie Ihren Kopf vollständig nach überempfindlichen Schmerzpunkten ab. Wenn Sie welche finden, massieren Sie diese mit kreisenden Bewegungen, Druck oder kleinen Strichen aus, bis eine Besserung eintritt.
Donnerstag	Führen Sie das erklärte Schönheitsprogramm in aller Ruhe durch und genießen Sie es.
Freitag	Gönnen Sie sich heute eine Nacken- und Schulterbehandlung mit Übung 1.
Samstag	Ihre Haut ruht, die Blutungen müssen abheilen. Unterstützen Sie den Abtransport freigesetzter Schlacken, indem Sie einen Liter stilles Wasser oder ungesüßten Tee zusätzlich trinken.
Sonntag	Üben Sie heute mithilfe eines YouTube-Videos den Bewegungsablauf des Bären aus dem Spiel der 5 Tiere (Qi Gong). Gönnen Sie sich vor der Nachtruhe eine besonders sanfte und ausführliche Schönheitsbehandlung mit einem besonders hochwertigen kosmetischen Öl.
Woche 2	
Montag	Tasten Sie Ihren Bauch nach besonders schmerzhaften Punkten ab. Wenn Sie fündig werden, massieren Sie diese, bis eine Besserung eintritt.
Dienstag	Es ist an der Zeit für ein weiteres Schönheitsprogramm. Ihre Haut wird es Ihnen danken.
Mittwoch	Üben Sie heute die Bewegungen des Kranichs nach Qi Gong. Nehmen Sie ausreichend Flüssigkeit zu sich.
Donnerstag	Gönnen Sie sich eine ausführliche Gesichtsbehandlung.
Freitag	Wenden Sie Übung 8 an, auch wenn Sie nicht erkältet sind. So unterstützen Sie Ihre Lunge und erhalten mehr kosmisches Qi.
Samstag	Die Haut muss sich erholen. Unterstützen Sie Ihren Körper mit zusätzlicher Aufnahme von Flüssigkeit.
Sonntag	Nach einer weiteren Figur des Qi Gong, dem Tiger, gehen Sie zu Ihrem sonntäglichen Gua Sha-Schönheitsritual über und lassen den Abend so gemütlich ausklingen.

Woche 3	
Montag	Heute ist Bewusstseinstag. Tätigen Sie heute möglichst viele Dinge bewusst, darunter besonders das Essen.
Dienstag	Tasten Sie Ihre Arme und/oder Beine nach besonders schmerzhaften Punkten ab. Sofern Sie welche finden, massieren Sie diese, bis eine Besserung eintritt.
Mittwoch	Führen Sie das Schönheitsprogramm abermals durch. Dieses sollte in Ihren Alltag übergehen und kann nach einiger Gewöhnung auch täglich angewandt werden.
Donnerstag	Wenn Sie jemanden haben, der Ihnen helfen kann, lassen Sie sich wie in Übung 4 (1.) den ganzen Rücken behandeln. Wenn Sie allein sind, führen Sie Übung 4 (2.) durch.
Freitag	Es ist Ruhetag. Denken Sie bitte dennoch an eine ausreichende Flüssigkeitszufuhr.
Samstag	Nutzen Sie den Tag, um die Figur des Hirschs zu erlernen.
Sonntag	Nachdem Sie die Anwendungen für ein besseres Hautbild im Gesicht durchgeführt haben, klopfen Sie für je 15 Minuten Ihre Waden von der Kniekehle bis zur Ferse ab. Ihre Beine werden es Ihnen danken (Präventivmaßnahme gegen Wadenkrämpfe, Übung 11).
Woche 4	
Montag	Es ist Ruhetag. Denken Sie bitte dennoch an eine ausreichende Flüssigkeitszufuhr.
Dienstag	Lernen Sie heute die Figur des Affen aus dem Qi Gong, ernähren Sie sich bewusst und trinken Sie ausreichend.
Mittwoch	Gönnen Sie sich erneut das Schönheitsprogramm.
Donnerstag	Tasten Sie Ihren unteren Rücken ab. Wenn Sie auf besondere Schmerzpunkte, Knötchen oder Unebenheiten treffen, massieren Sie diese aus.
Freitag	Suchen Sie sich heute eine der Übungen aus, die Sie vielleicht noch nicht ausprobiert haben, von der Sie sich aber eine Besserung Ihrer Lebensqualität erhoffen.
Samstag	Es ist Zeit, sich die Zeit zu nehmen, das Spiel der fünf Tiere mit allen Bewegungsabläufen auszuführen. Genießen Sie die Entspannung und Energie, die Sie daraus erhalten.
Sonntag	Führen Sie noch einmal das Schönheitsprogramm durch. Eine Stunde nach dem Ende der Behandlung holen Sie das Porträt von Tag 1 und erfreuen sich an Ihrem strahlenden, gesunden Teint.

Ein Wort zum Schluss

Obwohl die Traditionelle Chinesische Medizin mehrere tausend Jahre alt ist, sind wir nun am Ende dieses Ratgebers angelangt. Sie kennen nun die Grundlagen der TCM, Sie wissen, dass ausnahmslos alles von Energieflüssen durchzogen ist, die einander bedingen und sich ausbalancieren. Das zentrale Thema der fernöstlichen Heilkunst ist das Gleichgewicht, denn ohne eine Sache kann deren Gegenteil nicht existieren. Sie haben nun auch das Wu Xing kennengelernt, die Lehre der fünf Elemente, und auch diese halten sich untereinander in Schach. Dank der Ernährungslehre und den umfangreichen Informationen über die Wirkungen von Qi, Xue, Yin und Yang können Sie nun gut beurteilen, wo Ihre Beschwerden begründet liegen, und mit Ernährung, Bewegung und Gua Sha können Sie Ihre Balance wiederherstellen.

Sie haben einen kleinen Einblick in die Heilungsfähigkeiten der Steine erhalten und können nun selbst entscheiden, welcher Stein für Ihre Zwecke am besten geeignet ist. Die Grundlagen liegen Ihnen vor, nun ist es an Ihnen, diese zu nutzen, um Ihre Lebensqualität zu steigern – oder sollte ich besser sagen: Ich wünsche mir, dass Sie die neu erlernten Methoden nutzen, um Ihr menschliches Qi wieder so aufzufüllen, dass Sie noch viele Jahre voller geistiger und körperlicher Vitalität in Gleichgewicht mit sich und dem Außen verbringen können?

Nun, ich kann nicht genau abschätzen, was die Ärzte unserer westlichen Medizinschulen sagen würden, aber ich habe so eine Ahnung, dass das Echo aus dem letzten Jahrhundert, es handle sich um Scharlatanerie, noch nicht verklungen ist. Glücklicherweise können Sie sich dank der vor Ihnen liegenden Informationen selbst ein Bild machen. Und vielleicht stimmen Sie mir zu, wenn ich sage, dass die westliche Medizin mit der fernöstlichen Medizin schon bald im Gleichgewicht sein wird.

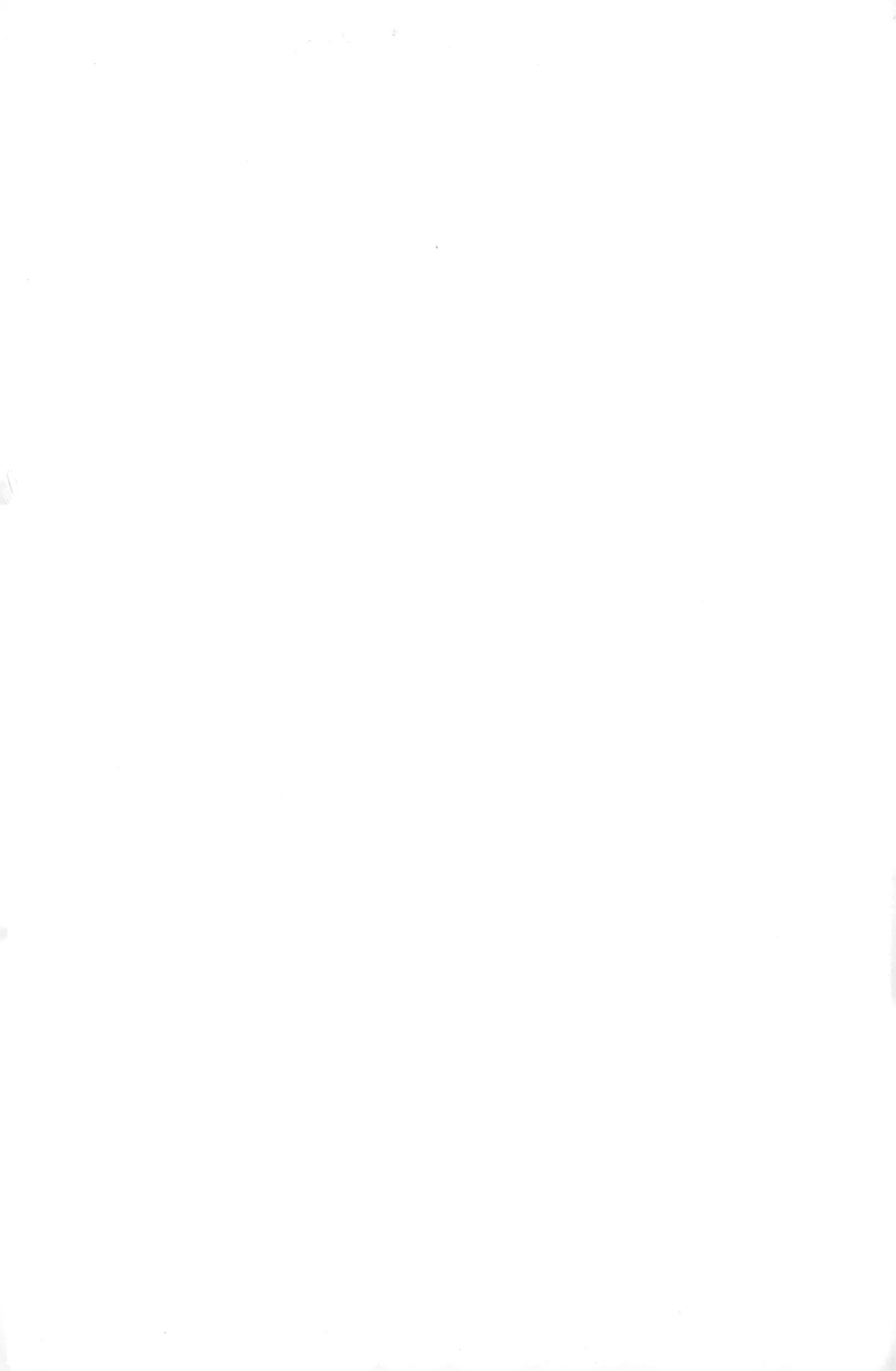